GUIA PRÁTICO DE
MEDICINA CHINESA

PARA AUTOCONHECIMENTO, SAÚDE E BEM-ESTAR

CB030070

ANA CLÉLIA MATTOS

GUIA PRÁTICO DE MEDICINA CHINESA

PARA AUTOCONHECIMENTO, SAÚDE E BEM-ESTAR

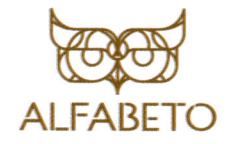

ALFABETO

© Publicado em 2019 pela Editora Alfabeto

Supervisão geral: Edmilson Duran
Produção Editorial: Lindsay Viola
Revisão: Luciana Papale
Capa: Regiane Alves
Diagramação: Décio Lopes

DADOS INTERNACIONAIS DE CATALOGAÇÃO NA PUBLICAÇÃO (CIP)
Angélica Ilacqua CRB-8/7057

Mattos, Ana Clélia
Guia prático de Medicina Chinesa: para autoconhecimento, saúde e bem-estar
/ Ana Clélia Mattos – São Paulo: Alfabeto, 2024. 224 p.
4ª edição.

ISBN 978-85-98307-67-1

1. Medicina chinesa 2. Medicina alternativa 3. Saúde I. Títulos

CDD 615.892   19-0343

Índices para catálogo sistemático:

1. Medicina Chinesa

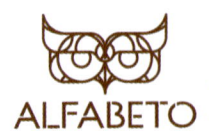

EDITORA ALFABETO
Rua Ângela Tomé, 109 | Rudge Ramos
CEP: 09624-070 | São Bernardo do Campo/SP | Tel: (11)2351.4168
editorial@editoraalfabeto.com.br | www.editoraalfabeto.com.br

Dedicatória

Dedico este livro aos meus dois amores, meus filhos,
Giovanna e André, razão máxima da minha existência,
por eles e para eles pude desenvolver o autoconhecimento,
a minha carreira, e aprendi a superação.

Obrigada, meus filhos, por vocês existirem
e estarem ao meu lado.

Aos meus pais Alberto e Noemi (*in memoriam*)
minha profunda gratidão pela vida.

A vocês todo o meu AMOR
para sempre!

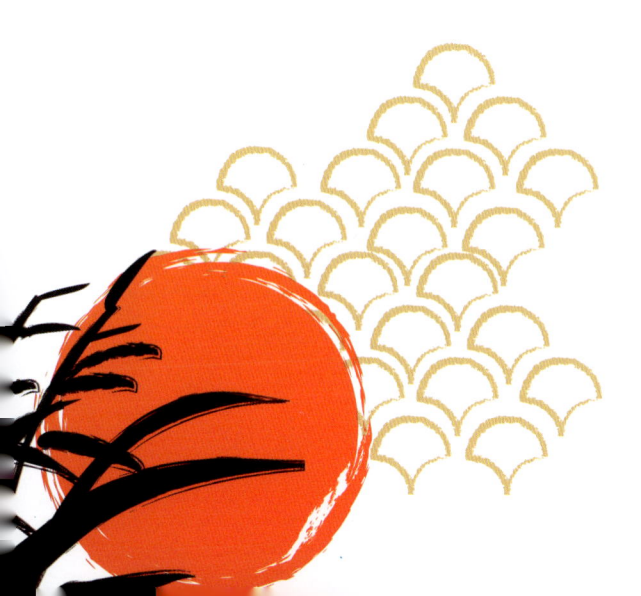

Homenagens Póstumas

Aos meus mestres

Dr. Lo Der Cheng (Medicina Chinesa)

Dr. Saulo José Guedes (Homeopatia)

Aos dois, a minha eterna gratidão.

Agradecimentos

Agradeço à Samira Chahine, amiga querida, sagitariana devotada, que com carinho me incentivou a escrever, mesmo que a princípio eu não acreditasse que iria conseguir. Agradeço pelas suas palavras carinhosas sobre este livro.

Homenageio aqui meu terceiro mestre, Dr. Renan Ruiz, grande médico homeopata e amigo querido. Com ele aprendi a seriedade na pesquisa, e com sua experiência e aprovação me legitimei como homeopata. Agradeço os seus generosos comentários no prefácio deste livro.

Finalmente agradeço aos meus irmãos Beto e Silvia, aos cunhados queridos Vânia e Mauro, que sempre me incentivaram e entenderam meus momentos de refúgio e ausência nas reuniões familiares.

Aos meus queridos amigos, que me ajudaram a vencer a resistência em escrever, e sempre perguntavam "e o livro, está escrevendo?". Foi muito importante as constantes "cobranças", que sem dúvida me impulsionaram a terminar o livro.

A Norimar, Ivone, Sônia, Viviane, Kelly, Jurandyr, Toni, Serena Salgado, Patrícia Fratini e Hélio. Todos vocês estão no meu coração e fazem parte deste projeto.

Muito obrigada; vocês têm o meu amor para sempre!

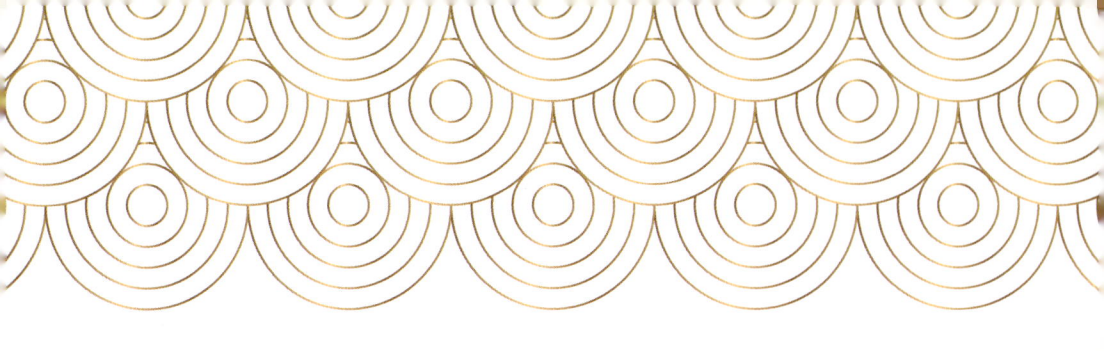

SUMÁRIO

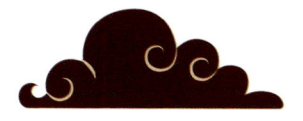

PREFÁCIO

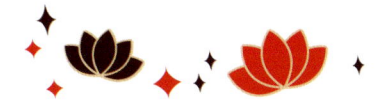

Tive o prazer de conhecer a Dra. Ana Clélia no Curso de Homeopatia do Hospital do Servidor Público Municipal de São Paulo. Desenvolvemos um curso de formação em paralelo com homeopatas já formados.

Ana Clélia nos procurou já com um grande cabedal de conhecimentos homeopáticos, mas quis se aperfeiçoar em homeopatia francesa nos ambulatórios do hospital.

Sua visão clínica homeopática, enriquecida pelos conhecimentos do Dr. Saulo José Guedes, careciam de adequação com os ensinamentos da Escola Francesa. Ficamos por dois anos trocando experiências clínicas. Os resultados foram excelentes. Infelizmente, não pudemos contar com protocolos clínicos de experimentação para comprovar nossos resultados.

Desde o início da nossa convivência percebi a vocação hipocrática de curar de Ana Clélia, sua espiritualidade e sua sensibilidade em perceber o sofrimento do outro.

Incansável no sentido de alcançar a melhor condição de equilíbrio e saúde dos pacientes, Ana se aprofundou na Medicina

Tradicional Chinesa, associando os melhores conhecimentos da Medicina Tradicional Alopática e da Homeopatia.

Este livro seguramente norteará todos aqueles que se preocupam com a saúde – física e espiritual –, sejam eles médicos ou não.

A capacidade de sintetizar o que é realmente importante dos conceitos e das direções da Medicina é surpreendente.

Um ótimo livro!

Dr. Renan Ruiz
Médico homeopata
Doutorado em Homeopatia
Ex-presidente da Associação Paulista de Homeopatia (APH)

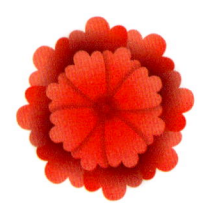

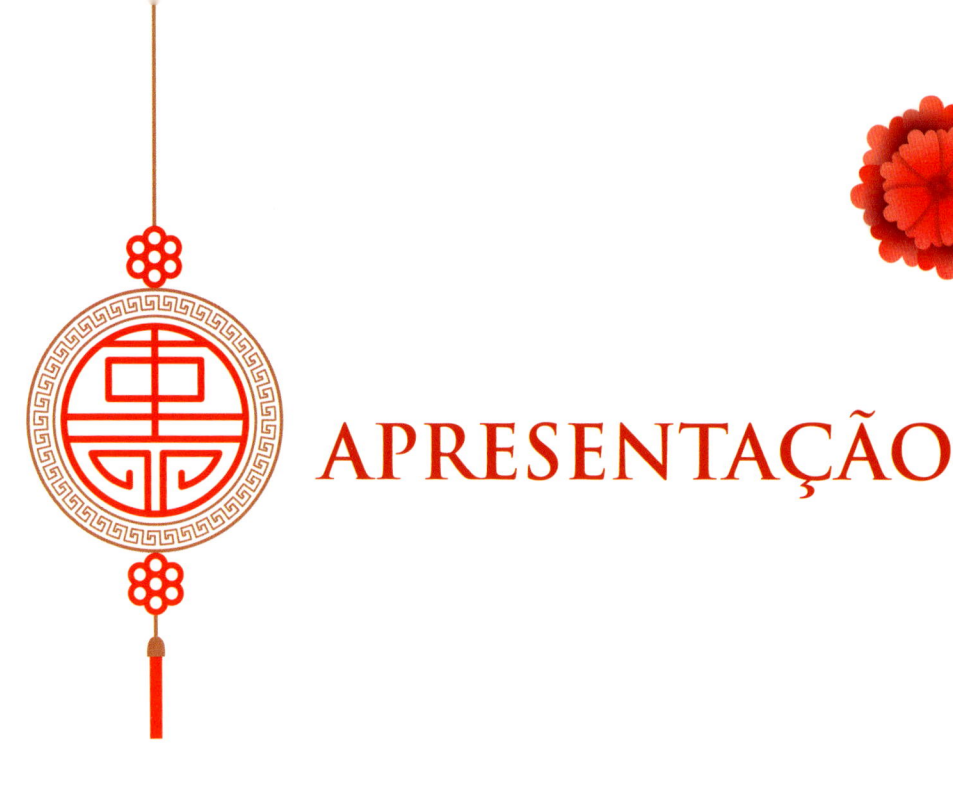

APRESENTAÇÃO

Medicina é vocação, não há dúvida! Lembro-me de quando eu tinha 6 anos de idade, a professora Irmã Neiva, na pré-escola, pediu aos alunos que fizessem um desenho: "O que vocês querem ser quando crescer?".

Tenho o desenho no caderno até hoje: eu vestida de médica, com estetoscópio no pescoço e, atrás de mim, um Hospital com a Cruz Vermelha. Nunca pensei em nada diferente.

Nasci em São Paulo, capital. Fui criada no tradicional bairro da Mooca até os 10 anos e depois na Vila Monumento, ali perto do Museu do Ipiranga.

Nossa família não tinha uma condição econômica confortável na época (anos 1950); meu pai trabalhava duro, era gerente numa pequena fábrica de carrinhos de bebê e minha mãe era uma excelente dona de casa, que também acompanhava atentamente as lições de casa dos três filhos. Minha infância foi tranquila e feliz, nada nos faltou, nem alimento, nem roupas, nem material escolar; meus pais sempre privilegiaram os estudos dos filhos.

Casa própria só tive quando já cursava o primeiro ano de faculdade. Tenho gratidão eterna pelos meus falecidos pais, Alberto e Noemi, que nos proveram de amor e de ética, nos ensinaram a perseverança e a confiança nos nossos talentos, sempre dentro de valores morais sólidos.

O que ficou mais marcado em mim – e tenho certeza de que em meus irmãos também – foi a generosidade deles, sempre fomos incentivados a compartilhar o que tínhamos. Via sempre meus pais ajudando parentes, vizinhos, amigos e moradores de rua. Quase todo dia algum pedinte chegava a nossa casa em busca de comida; nunca vi minha mãe recusar. À medida que fui crescendo, fui aprendendo sobre a religião católica e sobre o espiritismo kardecista, com minha mãe lendo os livros espíritas.

Fenômenos espirituais sempre me acompanharam. Desde muito pequena eu tinha premonições sobre o que acontecia com a família, especialmente com Beto, meu irmão, dois anos mais novo do que eu, talvez porque ele fosse muito levado e preocupava minha mãe com seus acidentes domésticos. Certa ocasião eu disse que ele iria quebrar o braço; quebrou. Na semana seguinte falei que iria quebrar o outro braço e de fato ele quebrou. Existe até hoje a foto dele com os dois bracinhos engessados. Hoje rimos disso!

Aos meus 7 anos, nasceu minha irmã caçula Silvia Helena – logo a tratamos por Silena. Linda, esperta, doce, livre e feliz, foi a alegria de toda a família. Foi o xodó principalmente do Beto, que queria muito uma companhia para jogar bola. Claro que ela ficava direto no gol, recebendo suas bombas... Época boa!

Temos uma união sólida entre os três irmãos até hoje, somos um pelo outro. Nossa família é unida e desfrutamos de paz. E mesmo com a entrada dos cunhados e dos sobrinhos, a união se fortaleceu ainda mais.

Sempre estudei muito; esta é minha paixão: aprender, entender e colocar em prática. Em busca de uma condição de vida melhor, decidi fazer vestibular. Nesse momento, com meus pais ainda ali, atentos e me apoiando, comecei minha jornada no mundo adulto.

Entrei na Faculdade de Medicina, em Bragança Paulista, hoje Universidade de São Francisco. Fui morar fora. Lá conheci meu marido, também colega de classe. Bons anos aqueles, bela turma... Até hoje nos vemos com frequência, pois fizemos uma forte amizade. Agora nos encontramos três vezes ao ano e não abrimos mão disso. Delicioso. Adoro a minha turma XIII.

A formatura ocorreu em 1983 – turma forte, todos estudiosos. Hoje a grande maioria dos meus colegas é composta por bons médicos e estão bem colocados profissionalmente.

Fui para residência em pediatria. Terminada a residência, investi em gastroenterologia pediátrica por um tempo. Casei-me com o Osvaldo, tivemos nossa primeira filha, Giovanna – linda e saudável. Mas, profissionalmente, eu estava infeliz, numa rotina que não me agradava. Questionava diariamente o sentido de tantos antibióticos, broncodilatadores, inalações, etc.

As crianças sempre voltavam ao pronto-socorro mensalmente, ou até semanalmente, novamente doentes. Comecei a ficar paranoica procurando respostas com meus professores, mas o que recebia de retorno era sempre um "é assim mesmo".

Um dia, muito aborrecida com a rotina, pedi licença sem vencimentos do plantão da Prefeitura e pensei em simplesmente largar a medicina e fazer outra coisa. Uma das ideias era confeccionar moletons. Mas, para resumir, nada deu certo e acabei no banco de uma pós-graduação em Homeopatia, desacreditando das bolinhas homeopáticas. Porém, já no primeiro dia de aula escutei as palavras mágicas ENERGIA VITAL. Mas o que era isso? O que significava? De onde vinha? Como entrava e como saía do corpo? Como medicamentos altamente diluídos em água podem fazer efeito? Foram dois anos estudando, e logo incorporei a homeopatia como conduta para tratar meus pacientes e minha filha. Na época, a Giovanna tinha amigdalites de repetição, que melhorou com o tratamento, mas não eliminou completamente o uso de antibióticos. Então eu questionava, por que a homeopatia não funcionava completamente.

Até que um dia eu estava numa farmácia de homeopatia, sentada esperando uma nova medicação, quando entrou uma senhora de meia-idade, vestida com um casaquinho de lã. Ela sentou-se ao meu lado e me perguntou por que eu estava triste. Falei sobre não conseguir acertar a medicação da Giovanna, que estava novamente com a garganta inflamada e com febre muito alta em casa. Dois médicos ainda não haviam conseguido ajudá-la e eu estava decepcionada com a homeopatia e com a medicina. Ela, com muita calma e sabedoria, disse que eu apenas não havia encontrado o médico certo, que trocasse de médico, mas não desistisse da homeopatia. Imediatamente tirou um papel de pão rasgado do bolso com o nome Dr. Saulo. Disse para procurá-lo naquele mesmo dia, pois era ali perto, e que eu insistisse com a secretária dele para atender a Giovanna; disse, ainda, que era muito lotado, mas eu iria conseguir.

Levei a Giovanna naquela tarde ao consultório do Dr. Saulo José Guedes. Muitas pessoas estavam esperando pela consulta há horas e, apesar de a secretária dizer que não teria como me atender, fiquei com a Giovanna, com 39 graus de febre, por 5 horas esperando. Já era noite quando fomos atendidas.

Entrei na sala e ele logo falou: "Já estava te esperando, preciso te ensinar tudo o que eu sei". Respondi dizendo do problema da minha filha, mas ele não deu atenção, disse que era só uma amigdalite e prescreveu três homeopatias para dar de 1 em 1 hora. Prescreveu, sem eu pedir, algumas outras homeopatias para eu melhorar, pois tinha que ser menos possessiva, desconfiada, ciumenta e perfeccionista. Fiquei assustada, boquiaberta, mas obedeci, saí e comprei todos os medicamentos. A Giovanna ficou ótima em três dias. Eu fiquei diferente, mais calma, mais feliz. Estranho é que ele prescreveu potências muito altas, que eram exatamente o oposto da orientação dada no curso.

Por cinco meses ele mandava a secretária ligar em casa, para que eu fosse até o consultório, porque queria me ensinar tudo sobre homeopatia.

Finalmente um dia fui, no caminho dei uma batidinha no carro, atrasei, mas cheguei. Ele me recebeu sorrindo, muito feliz, e disse que sabia que tinha sido difícil, mas que eu tinha conseguido. Apresentei Dr. Saulo a uma amiga médica e ele a convidou também.

Fiquei mais de dois anos ao lado dele, vendo-o atender, curando doenças muito difíceis, falando e orientando muitas pessoas em várias questões físicas, emocionais e espirituais.

Saulo tinha 37 anos quando o conheci, era um Espírito de Luz em missão breve no Planeta Terra. Era o médico-homeopata do saudoso Chico Xavier. Até que um dia ele nos disse que iria embora. A princípio, não entendemos, mas depois ele deixou claro que iria desencarnar em breve. Não acreditamos! Ele de fato faleceu, após dez meses, no dia 1º de fevereiro de 1992, num sábado de manhã, em casa. O querido Dr. Saulo teve um infarto fulminante aos 39 anos de idade.

Foi um choque, muito difícil de processar. Perdi o chão, me sentia perdida, incompleta e incompetente para continuar sem ele. Nessa época, tinha acabado de nascer meu segundo filho, o André, que tinha apenas 2 meses. E, de repente, tive que assumir muitas responsabilidades, não só com os meus pacientes, mas também com os pacientes do Dr. Saulo, que se dividiam entre mim e minha cara amiga.

O tempo foi passando e logo ingressei em outro curso de homeopatia, por mais dois anos; depois outro, e mais um ano, e mais outros três anos… Enfim, durante seis anos procurei a fonte daquela homeopatia que Dr. Saulo ensinou, mas jamais achei. Até hoje não existe este método em nenhuma escola de pós-graduação em homeopatia. Mas isso será um tema para outro livro.

Eu continuava curiosa e desejava aprender mais sobre a Energia Vital; então, em 1998, ingressei na Escola Paulista de Medicina, para uma nova pós-graduação, dessa vez em Medicina Chinesa e Acupuntura. Mais três anos se passaram, concluí o curso, permaneci como monitora, até chegar um dia em que pedi ao grande professor Isao Yamamura que me ensinasse fitoterapia chinesa. Ele respondeu que lá ele não pretendia ensinar isso e que eu procurasse outro mestre. Despedi-me, agradeci, pois aprendi muito com ele, e saí à procura do que seria depois meu segundo grande mestre chinês, Dr. Lo Der Cheng.

Durante mais de 4 anos com Dr. Lo, me apaixonei pelas ervas, pela lógica. Ficamos grandes amigos, trocávamos ideias e pacientes, ele se tornou meu médico, meu amigo, meu mestre. Até que, em outubro de 2011, Dr. Lo morreu acidentalmente na Ilhabela, em São Paulo, quando foi pescar em cima de pedras num penhasco – local onde construía sua casa. Infelizmente seu querido irmão e amigo foi salvá-lo e também morreu. Acontecimento trágico.

Foi muito difícil, meu segundo mestre morreu e novamente me vi sozinha e sem competência para seguir sem o seu apoio. Mas o tempo passa e nós vamos nos adaptando, estudando, desafiando e superando a nós mesmos, e as coisas fluem. Hoje, a Medicina Chinesa e a homeopatia são a minha vida. Estou sempre estudando, me aperfeiçoando, aprendendo, e isso não vai ter fim.

Acho, de fato, que o meu único mérito é saber identificar e reconhecer um mestre, e aprender com ele o seu modo de raciocinar, de pensar, e não exatamente copiar o que ele faz. Quando desvendamos a maneira de o outro pensar, temos aí o maior aprendizado. É nisso que acredito. Muitas vezes só reconhecemos as pessoas depois que elas passam por nossas vidas, aí nos arrependemos, mas é tarde; o tempo não volta. Fico até hoje atenta aos possíveis mestres que possam surgir em minha vida, ainda hoje aprendo muito.

Por conta do programa *Homeopatia – Corpo, Mente e Espírito*, na Rádio Mundial, desde 1997, não posso deixar de aprender, pois tenho um compromisso com o ouvinte, fidelidade que faço questão de manter. Preciso atualizá-los dos recursos da Medicina Ocidental e da Medicina Natural.

O grande desafio hoje é tratar as doenças crônicas graves, como o câncer e o HIV, as doenças virais e as autoimunes com homeopatia imunomoduladora e com ervas chinesas e brasileiras.

Nesta obra trago a vocês uma parte da minha experiência em Medicina Chinesa de todos estes anos. A intenção é redigir algo fácil de entender para leigos, e também – por que não? – para médicos que ainda não têm noção do que é a Medicina Tradicional Chinesa.

Mesmo com a toda tecnologia atual, ainda não curamos muitas doenças. Quando comparada com a medicina praticada nos séculos passados, foi grande o avanço alcançado com as tecnologias de aparelhos diagnósticos e medicamentos descobertos depois da Segunda Guerra Mundial, porém, ainda há muito o que aprender unindo as sabedorias antigas com as técnicas atuais.

Espero que este livro sirva de incentivo a um novo caminho de estudo para todos. Desejo sinceramente que as medicinas ocidental e oriental se unam em prol da saúde dos seres humanos.

Temos que humanizar mais a atual medicina; médicos hoje são técnicos, podem até ser muito eficientes, porém, as doenças da alma também devem ser tratadas com amor e com uma medicina sutil e energética.

Enfim, caro amigo leitor, faço um convite a você: participe das ideias deste livro, reflita sobre a Medicina Chinesa e a forma com que a tradicional medicina pode contribuir para o seu equilíbrio físico, emocional e espiritual.

Obrigada a todos os meus pacientes e fiéis ouvintes da Rádio Mundial, que tanto me incentivaram a escrever esta obra. Espero que ela seja útil, que de fato você possa aprender e, acima de tudo, praticar os conceitos aqui expostos.

Que este livro fique na sua cabeceira, para consultá-lo a qualquer momento.

Envelhecer não quer dizer necessariamente adoecer.

Gratidão
Ana Clélia Mattos

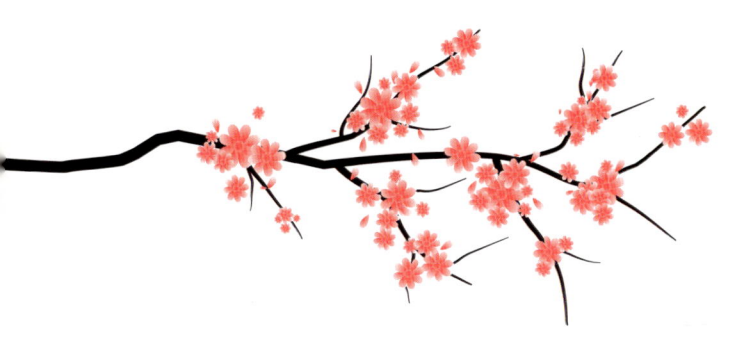

INTRODUÇÃO

O primeiro e principal objetivo deste livro é atingir e motivar pessoas curiosas, que pesquisam sobre saúde e que buscam entender a origem dos sintomas e das doenças. Um guia prático e objetivo da Medicina Tradicional Chinesa para leigos e também para médicos.

Ao longo dos mais de 20 anos de comunicação em rádio e com a experiência de 35 anos em consultório, pude entender o que a maior parte das pessoas quer saber e que tipo de resposta objetiva anseia receber. Portanto, este não é um livro completo e nem complexo sobre saúde e doença, mas, sim, um guia objetivo e compacto, que vai dirigir a sua atenção para os seus sintomas e as doenças de forma curiosa e prática. Pretendo fazer com que você entenda o porquê de seus sintomas e perceba as suas questões emocionais com mais profundidade.

Sempre digo que somente nós mesmos conhecemos nossa história e sabemos os nossos porquês. Você é o seu maestro, é quem rege a sua orquestra. Tome a saúde em suas mãos e procure a sua cura por meio de atitudes positivas e conscientes, com lógica e honestidade.

Namastê!

Ana Clélia Mattos

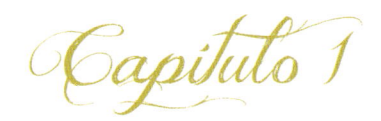

MEDICINA TRADICIONAL
CHINESA

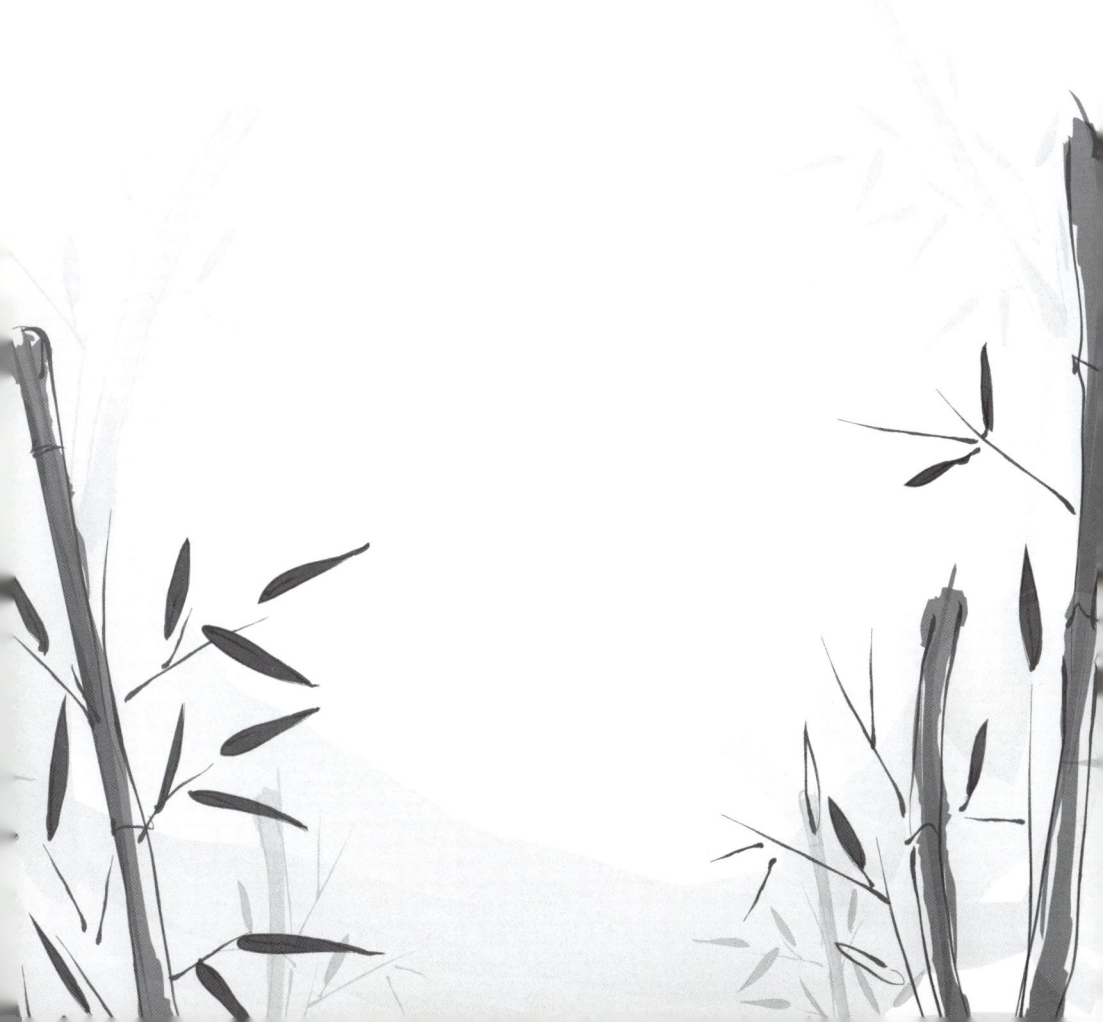

A Medicina Tradicional Chinesa (MTC), também conhecida como Medicina Chinesa, é a denominação usualmente dada ao conjunto de práticas de medicina tradicional em uso na China, desenvolvidas ao longo dos milhares de anos da sua história.

Com origem ao longo do Rio Amarelo, com toda a sua estrutura acadêmica delimitada há muito tempo, a Medicina Chinesa, ao longo dos séculos, passou por muitas inovações em diferentes dinastias, tendo formado muitos médicos famosos em diferentes escolas. É considerada uma das mais antigas formas de medicina oriental, termo que engloba também as outras medicinas da Ásia, tais como os sistemas médicos tradicionais do Japão, da Coreia, do Tibete, da Mongólia e da Índia.

A Medicina Chinesa fundamenta-se numa estrutura teórica sistemática e abrangente, de natureza filosófica. Tendo como base o reconhecimento das leis fundamentais que governam o funcionamento do organismo humano e sua interação com o ambiente segundo os ciclos da natureza, procura aplicar esta abordagem tanto ao tratamento das doenças quanto à manutenção da saúde, por meio de diversos métodos.

Baseada em conceitos taoistas e energéticos, os quais enfocam o indivíduo como um todo e como parte integrante do Universo, para a MTC o indivíduo é constituído por um conjunto de energias, provenientes do Céu e da Terra, que fluem por todo o corpo e que devem estar em constante equilíbrio; quando isso não ocorre, temos então a manifestação de patologias.

Segundo registros da Dinastia Zhou, existiam, naquela época, diversos métodos de diagnósticos tais como a observação facial, a postura corporal, a audição da voz, o questionamento sobre eventuais sintomas e a tomada dos pulsos para observação dos Zang-Fu (órgãos e vísceras).

Seus princípios e fundamentos são:

∾ **Qi ou Chi (ou Energia Vital)** – o estudo do Yin-Yang.

∾ **A Teoria dos Cinco Elementos (ou Movimentos)** – sistema de circulação da energia pelos meridianos de energia do corpo humano (com os conhecidos pontos de acupuntura, pontos esses de entrada e saída de energia ao longo dos meridianos).

A acupuntura conhece reformas importantes na Dinastia Song (período de 960-1279), impulsionadas principalmente pelo médico Wang Weiyi, que publicou a obra *Acupuntura e os pontos do corpo humano*, moldando duas estátuas em bronze do corpo humano a fim de ensinar aos seus alunos as técnicas da acupuntura, acelerando, assim, o seu desenvolvimento.

No século 20, Mao Tsé-Tung oficializou o ensino da Medicina Chinesa em nível universitário e a sua divulgação por toda a China, criando muitas universidades e hospitais para a prática dessa medicina, considerada, naquela altura, um recurso valioso e acessível para a saúde pública.

São oito os principais métodos de tratamento na Medicina Tradicional Chinesa

1. **Fitoterapia chinesa** (fármacos).
2. **Acupuntura** (aplicação de agulhas ao longo dos meridianos de energia, em pontos definidos).
3. **Tui Ná** (massagem e osteopatia chinesa).
4. **Dietoterapia** (terapia alimentar chinesa).
5. **Auriculoterapia** (tratamento pela orelha).
6. **Moxabustão** (utiliza bastões da erva artemísia ou de carvão, próximos aos pontos de acupuntura; o calor emitido estimula os pontos).
7. **Ventosaterapia** (sucção como forma terapêutica).

8. **Práticas físicas** (exercícios integrados de respiração e circulação de energia, e meditação como: Chi Kung, Tai Chi Chuan e outras artes).

Na Medicina Tradicional Chinesa, o diagnóstico é a herança deixada pelos antigos médicos chineses que, ao longo do tempo, foram melhorando a anamnese, ultrapassando algumas dificuldades e legando o seu saber às gerações vindouras.

Embora aparentemente simples, esse diagnóstico é muito eficaz. As considerações a serem feitas incluem: observar, ouvir, cheirar, perguntar e tocar. Destacam-se no diagnóstico a observação da língua e o exame do pulso, práticas essas que demoraram alguns anos a serem completamente dominadas pelos especialistas em MTC, mas que fornecem informações preciosas e exatas sobre a condição de saúde do paciente.

Capítulo 2

HISTÓRIA
DA MEDICINA CHINESA

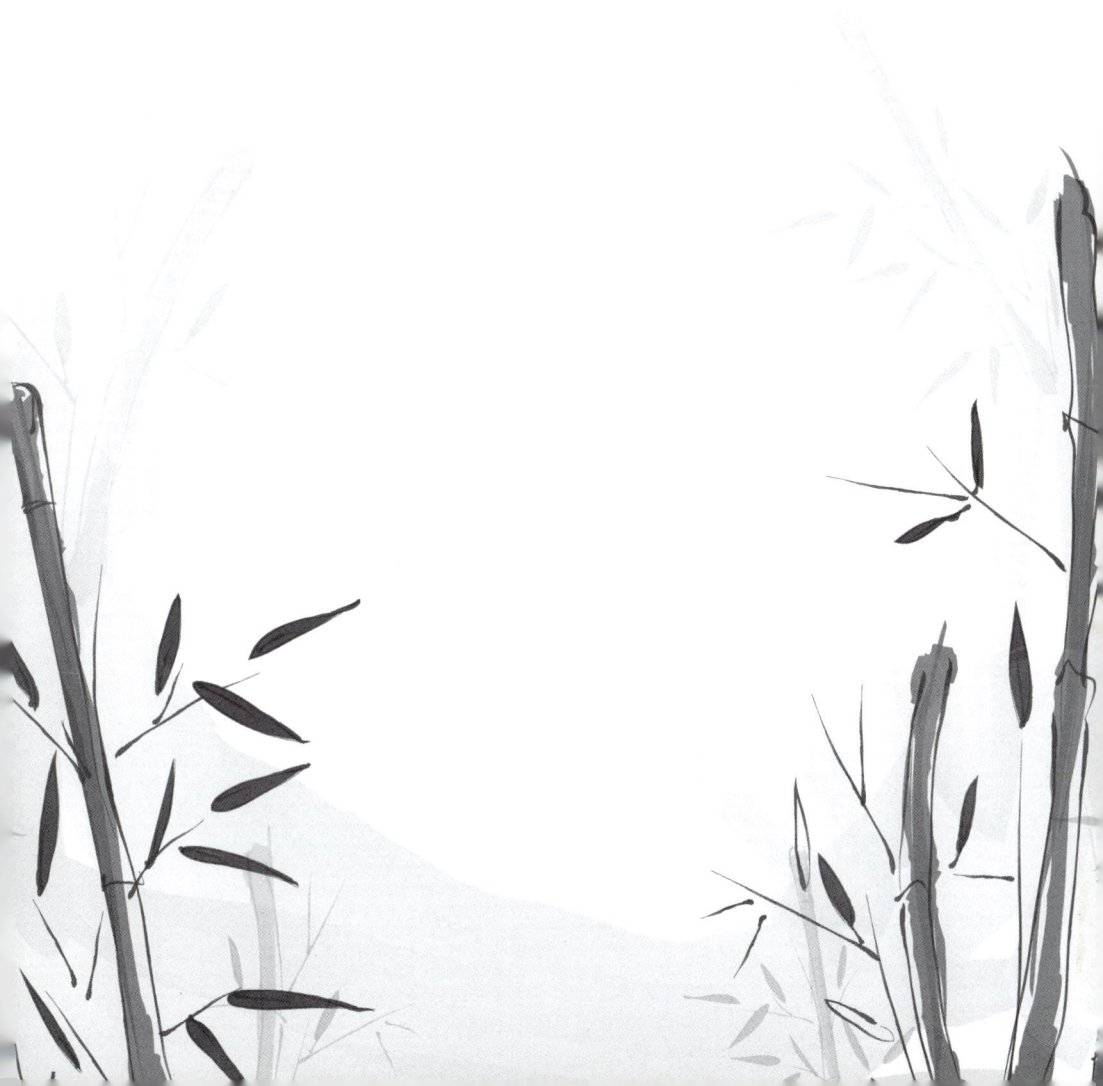

A Medicina Tradicional Chinesa tem uma história muito antiga – é considerada a terceira forma de medicina mais longínqua – e rica. O fato de a MTC existir há milhares de anos e ainda ser usada nos dias de hoje é a maior prova do seu valor como forma de tratamento.

A MTC foi pouco desenvolvida em outras civilizações do mundo, essencialmente devido ao isolamento da China. Contudo, com a abertura da China, em 1972, essa medicina começou a se espalhar pelo Ocidente.

Antiguidade (antes de 2200 a.C. – Período Neolítico)

Durante esse período, a sobrevivência foi baseada nas lutas com a natureza. Como os habitantes mais antigos caçavam a comida, descobriram que alguns alimentos poderiam aliviar uma doença, enquanto outros eram venenosos e podiam causar a morte.

A descoberta do fogo foi especialmente importante, porque permitiu que as pessoas pudessem comer alimentos cozidos, que são mais facilmente digeridos. Ao mesmo tempo, as gerações do fogo conduziram a outras descobertas. Começaram a ser observados os primeiros usos de ervas, acupuntura e moxabustão para curar doenças. Enquanto usavam pedras quentes para se aquecerem, os habitantes aperceberam-se que, ao apertá-las contra algumas partes do corpo, podiam ajudar a aliviar algumas doenças. Também descobriram que ao usarem agulhas feitas de osso e espetá-las em pontos particulares, podia-se aliviar a dor em outras áreas do corpo.

Membros de clãs que se tornaram especialistas na técnica de espetar agulhas de osso em certos pontos do corpo para aliviar a dor, ficaram conhecidos como shamans (WU).

Nessa era, a prática da medicina estava muito integrada com a magia para curar as doenças. Depois desse período, chamado Neolítico, veio a Idade do Bronze.

Período Xia (2200-1750 a.C.)

A Dinastia Xia precedeu a Shang. Escavações mostraram na cidade de Erlitou, ao sul do Rio Amarelo, amplos palácios que indicariam que possivelmente a cidade foi a capital da Dinastia Xia. Essa foi a sucessora direta da cultura da Cerâmica Negra do período anterior.

A princípio, parece ter havido uma transição bem suave das inúmeras aldeias neolíticas da cultura Longshan para as cidades capitais das Três dinastias da Idade do Bronze, todas elas podendo ser vistas como fases sucessivas de um único desenvolvimento cultural. Observando-se as ferramentas e as armas, os potes e os vasos de bronze, a domesticação de colheitas e animais, a disposição arquitetônica dos assentamentos e dos túmulos e as evidentes práticas de religião e do governo, podemos ver um alto grau de homogeneidade e continuidade culturais.

Período Shang ou Yin (1750 a.C.-1040 a.C.)

A população Shang, um dos ancestrais mais antigos da China, viveram na bacia do Rio Amarelo. Houve, nessa época, 36 reis e 7 capitais. Os Shang fabricavam vasos ritualísticos, e seus farmacêuticos usavam "ossos de dragão" inscritos com caracteres arcaicos; eram "ossos oraculares", encontrados ao norte do Rio Amarelo.

Escavações arqueológicas ocorridas de 1899 a 1937 encontraram, nas capitais da Dinastia Shang, palácios reais e residências da classe dominante construídas com colunas e traves sobre plataformas de terra batida, duras como cimento, no estilo arquitetônico básico que hoje admiramos na Cidade Proibida, em Beijing. Os aristocratas dispunham de serviços de artesãos especializados em metalurgia de bronze, cerâmica e muitas outras artes altamente desenvolvidas. Os bronzes de Shang, jamais igualados em sua arte, ainda constituem umas das maiores realizações artísticas da humanidade.

O rei de Shang contratava adivinhos que manejavam o sistema de escrita e verificavam os auspícios por meio da aplicação de um ponto quente que criasse rachaduras nas omoplatas do animal, interpretando-as como avisos dos ancestrais e inscrevendo os resultados nos ossos. Isso produziu os famosos "ossos oraculares", que levaram às escavações na cidade de AnYang. Cerca de cem mil desses ossos foram coletados.

Durante esse período, os princípios médicos eram muito primitivos e eram baseados em mitos e lendas, bem como na experiência individual. Inscrições nos "ossos oraculares" de búfalos e nas conchas de tartaruga descrevem o uso de vinho e água quente na medicina, e o uso de agulhas e facas de bronze como instrumentos cirúrgicos.

No período Shang havia também a medicina xamânica, na qual acreditava-se que as doenças tinham origens divinas e demoníacas. Já haviam, entretanto, referências à veiculação de doenças por chuva, vento, epidemias e parasitas. Os tratados de patologia dessa época já eram compartimentados por região do corpo. Além de encantamentos e práticas rituais, usavam-se plantas medicinais, massagens e emplastros.

Período Qin (221 a.C.-206 a.C.) e Han (221 a.C.-220 d.C.)

O imperador Qin Shi Huang Di centralizou o estado, instaurou leis duras, complementou a Grande Muralha da China para proteção contra os bárbaros do Norte, e abriu estradas e canais. Infelizmente, ordenou a destruição de todos os livros, à exceção dos tratados de medicina, agricultura e adivinhação. Houve muita sublevação popular e seu império durou só dez anos.

O melhor desse período foi a unificação da escrita que, sendo ideográfica, permitiu que povos com línguas foneticamente muito diversas pudessem se entender por escrito.

Existiam 9 mil ideogramas no ano 100; hoje são 60 mil, dos quais usa-se correntemente de 3,5 mil a 4 mil. Isso facilitou o sistema de administração e de registro do Império. Ficou tudo centralizado.

Os ideogramas se compõem de representação de objetos concretos (cavalo), características de alto ou subida, ações ou influências (negação) e suas combinações.

Han (206 a.C.-23 a.C.)

Foi o período de florescimento econômico, comercial e da expansão imperial, com grande avanço técnico e filosófico. Seu dialeto era o mandarim, falado até os dias de hoje por 90% dos chineses.

A doutrina do Estado era o Confucionismo, filosofia que prega a ética e que permite a ascensão social a partir do aperfeiçoamento pessoal. Nesse período foi inventado o papel e aberta a Rota da Seda, que ligava a China ao Oriente Próximo.

Nessa época, a medicina foi sistematizada e surgiu a principal fonte de conhecimento da Medicina Chinesa: o *Huang Di Nei Jing – Tratado interno do Imperador Amarelo* – que conta a história de um imperador, uma figura mitológica que conversava com seus médicos, revelando os preceitos da Medicina Chinesa.

O tratado se divide em: QUESTÕES SIMPLES e QUESTÕES PLENAS, sobre a teoria médica – anatomia humana, fisiologia, etiologia, diagnóstico, diferenciação de síndromes e as teorias do Yin e do Yang, e dos Cinco Movimentos. Também aborda medidas preventivas de saúde, acupuntura e a introdução de agulhas em pontos de acupuntura para tratamento de diversas doenças.

Shennong Ben Cao Jing é a *Matéria médica do marido divino*, escrito em cerca de 120 d.C. O nome popular "marido divino" é um personagem mitológico, que mostra as bases da farmacopeia chinesa. Esse tratado já dividia os alimentos e os medicamentos da maneira como os utilizamos atualmente, ou seja, pela sua natureza (frio, fresco, neutro, morno e quente), seu sabor (ácido, amargo, doce, picante e salgado), seu efeito sobre o organismo e o local de origem de cada medicamento.

Três Reinos (220-280), Jin (265-420), Reinos do Norte e do Sul (420-581) e Liang (520-557)

Com a queda dos Han e o aumento da miséria camponesa, a China sofreu diversos levantes locais, sendo dividida em Três Reinos, domínios e algumas dinastias e, finalmente, em Reinos do Norte, em luta constante, e do Sul, com grande desenvolvimento da economia e do comércio regional. Esse período marcou o início da divisão da China e sua abertura para o estrangeiro. Durante os conflitos, muitos livros foram perdidos, mas surgiram iniciativas individuais e boa diversidade de práticas. Com a implantação do budismo, que teria ocorrido em 65 d.C., houve grande influência da cultura indiana, mas só no século 2 há registros da introdução dos conceitos da Medicina Ayurvédica.

O taoismo passou a ser uma religião com grande influência sobre a política, a economia, a sociedade e a medicina. Durante esse período houve grande busca pela vida eterna e pela transmutação do ouro com a alquimia. O mercúrio era a base das preparações, porém, seus experimentos matavam pessoas, causando edema, queda de cabelos e outros sintomas de intoxicação.

A Escola dos Mestres Celestes trouxe noções de relação entre o divino (celeste) e o homem, com a criação dos conceitos dos "espíritos corporais" relacionados às funções mentais e às emoções. As teorias médicas indianas trouxeram conceitos de limpeza e higiene pessoal.

A visão cármica produziu os primeiros hospitais, na ideia de compaixão pelo próximo. Evoluíram também as noções de medicina sanitária, anatomia e farmacologia. Datam desse período as primeiras descrições da moxabustão indireta e as ações preventivas contra contágio.

É dessa época também o *ABC da acupuntura e moxabustão*, escrito por Huang Fu Mi (214-282), que descrevia 649 pontos de acupuntura contra 429 do Su Wen. Outro importante clássico da época é o *Mai Jing – Tratado de pulsologia num diagnóstico privilegiado*. Datam ainda desse período as *Prescrições práticas para emergências*, com as primeiras classificações dos medicamentos pela sua ação clínica.

Período Sui (581-618) e Tang (618-907)

A Dinastia Sui foi responsável pela reunificação do Império, maior abertura para o exterior e irradiação da cultura chinesa principalmente para o Japão e a Coreia.

Os Tang se consolidaram e aperfeiçoaram administrativamente o Império, de modo semelhante aos Han. Foi a Idade de Ouro das artes, da poesia, do budismo e do taoismo. Foram instituídos concursos para funcionários públicos e o controle do ensino médico pelo Estado. Os médicos foram divididos em áreas de função: medicação, acupuntura e massagem.

Foi nessa Era que o interesse pela pediatria e pela obstetrícia se destacou. Nascia também a noção de fator patogênico *versus* defesas do corpo, por meio do *Tratado de etiopatogenia*, escrito em 610 por Chao Yuanfang.

Em 652, o acupunturista Sun Simiao escreveu o *Atlas de acupuntura e moxabustão*, com pranchas coloridas mostrando pontos, descrição dos trajetos dos meridianos de energia, medidas em cun (polegar) e indicação de pontos proibidos.

Período Song (960-1127) e Yuan (1279-1368)

A China foi reunificada, sendo invadida no final do período e dominada pela Dinastia Jin ao Norte. Os Song permaneceram ao Sul, até a invasão mongol, quando Kublai Khan, neto de Genghis Khan, unificou o país e fundou a Dinastia Yuan. Houve o surgimento da imprensa e o progresso da ciência, das comunicações e da economia.

Em 1027, Wang Weiyi confeccionou o "Homem de Bronze", um boneco em tamanho natural com 657 pontos de acupuntura perfurados e denominados, e elaborou o texto explicativo, o *Tratado de acupuntura e moxabustão do homem de bronze*.

A anatomia evoluiu significativamente no período Song, por meio da dissecação de cadáveres e da vivissecção de condenados, dando origem a um *Atlas para a preservação da realidade*, em 1106.

Período Ming e Qing (1368-1911)

Uma revolta camponesa expulsou os mongóis e tentou retomar as tradições da era Tang. Entretanto, com a expansão para o sudoeste da Ásia, surgiram fome, miséria e revoltas. Os manchus tomaram o poder, dando início à Dinastia Qing, em 1644.

A Medicina Ocidental penetrou na China no século 16, com os jesuítas, e, em 1696, o imperador Kangxi, curado de malária por médicos ocidentais, fundou um hospital ocidental no palácio imperial.

Em 1750 foi escrito, por ordem do Imperador, o *Espelho de ouro da medicina*, com a intenção de reunir todo o conhecimento médico tradicional da época.

No século 19, numa China já com 300 milhões de habitantes, os missionários chegaram a construir 300 hospitais ocidentais. Os médicos se dividiam, na época, entre os tradicionalistas e aqueles que desejavam fundir as duas medicinas.

República da China e República Popular (1911-atual)

O domínio Manchu foi destruído por sucessivas humilhações, como a Guerra do Ópio (1838-1842), na qual a Grã-Bretanha atacou a China para garantir o comércio do ópio, monopolizado pelos ingleses, que equilibravam assim sua balança comercial negativa.

Revoltas como a de Taiping (1851-1864), de caráter imperial, mas com aspectos socialistas, foram reprimidas com a ajuda da França e da Inglaterra e resultaram em mais de 30 milhões de mortos.

Tentativas de rebelião contra estrangeiros, patrocinadas de forma oculta pelo império, como a Revolta dos Boxers (1899-1901), foram seguidas de derrotas e novas humilhações e terminaram numa revolução nacionalista republicana, em 1911. Entretanto, a república instituída sofria com seu próprio autoritarismo e golpes internos.

As práticas da Medicina Tradicional Chinesa sofreram uma degeneração nesse período e sobreviviam somente nas aldeias e de forma rudimentar. A população procurava hospitais ocidentais.

A ascensão ao poder do Kuomintang, em 1926, reforçou a visão da MTC como charlatanismo. Tentaram proibi-la em 1929.

Em 1928, Mao Zedong lançou um apelo à fusão das duas medicinas para o bem comum. Foi lançado, em 1944, em Yanan, novo apelo à união das duas práticas de medicina – a oriental e a ocidental. Em 1945, foi fundada a primeira clínica de acupuntura e surgiram a seguir várias escolas no país.

A ascensão dos comunistas ao poder ocorreu em 1949, e já em 1950 houve o Primeiro Congresso de Trabalhadores da Saúde.

A Academia de Medicina Tradicional Chinesa, um centro de pesquisa sobre acupuntura e moxabustão, foi criada em 1955. Já em 1958 existia um hospital por comuna, com funcionários que eram antigos curandeiros de aldeia reciclados, os chamados "médicos de pés descalços". Com a Revolução Cultural, que ocorreu em 1966, por influência da tecnocracia soviética, foram queimados tratados antigos, executados e humilhados antigos mestres e destruídos materiais tradicionais.

Com o fim da Revolução Cultural, voltou a haver o crescimento da medicina tradicional, coordenada pela academia de Pequim, com pesquisas sobre todas as áreas da Medicina Chinesa. Os resultados, avaliados regularmente, eliminaram as práticas consideradas sem valor e definiram as consideradas eficazes.

O antigo primeiro-ministro Wang Bin, que considerava a medicina tradicional uma "herança decadente", exigia controles detalhados, os quais terminaram por constatar que no trajeto dos canais (meridianos de acupuntura) circula uma substância com características eletromagnéticas, e que esses canais afloram à pele em determinados pontos. Era a confirmação da eficácia da moxabustão, dos exercícios, das massagens, da acupuntura e dos medicamentos tradicionais.

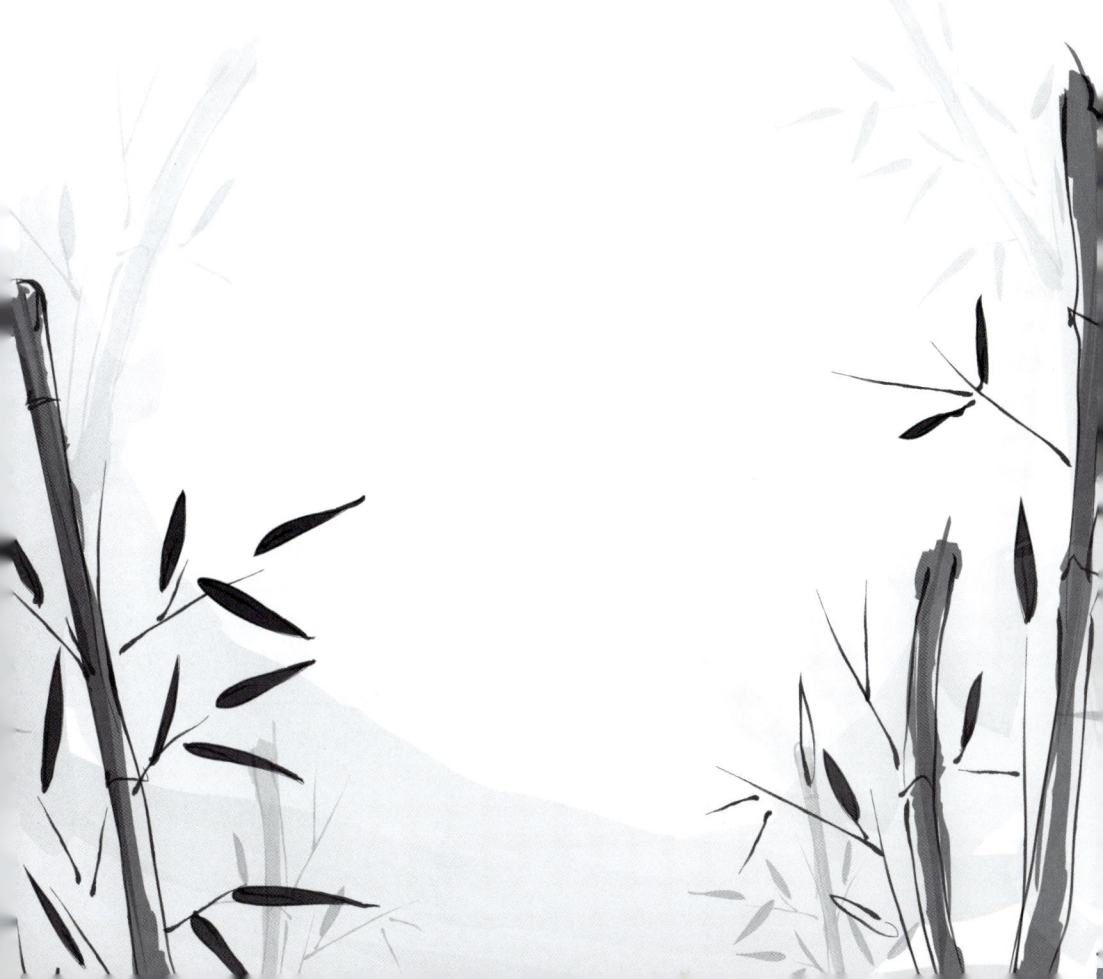

Capítulo 3

PRINCÍPIOS BÁSICOS
DA MEDICINA CHINESA

A concepção filosófica na qual se apoia a Medicina Tradicional Chinesa se baseia em três premissas básicas:

1. **Teoria do Yin-Yang** – Yin e Yang são os dois aspectos essenciais e específicos que compõem tudo o que existe no Universo.
2. **Teoria dos Cinco Elementos (ou Movimentos)** – Água, Madeira, Fogo, Terra e Metal.
3. **Teoria dos Zang-Fu** – órgãos e vísceras.

Teoria do Yin-Yang

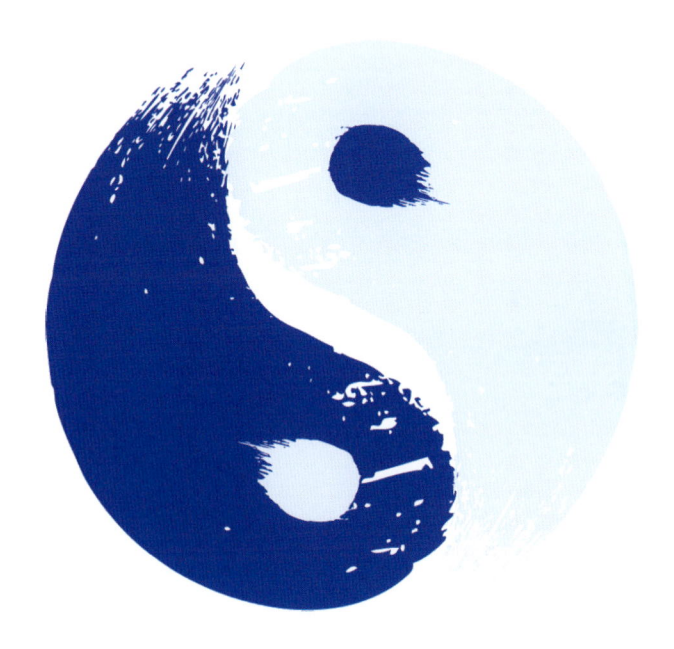

Yang representa todos os aspectos que se caracterizam por atividade, calor, movimento, claridade, força, expansão e polaridade positiva. Também o homem é representado como Yang.

Yin representa o oposto do Yang, ou seja, os aspectos que se caracterizam por repouso, frio, inatividade, escuro, implosão, retração e polaridade negativa. Também a mulher é representada como Yin. Assim, Sol e homem são Yang; e Terra e mulher são Yin.

As três premissas básicas Yin-Yang, Cinco Movimentos e Zang-Fu norteiam todos os recursos de avaliação, diagnóstico e tratamento da Medicina Tradicional Chinesa.

Nesse contexto, a alimentação também se baseia nesses princípios. Já na avaliação, caracteriza-se os biótipos pelas qualidades constitucionais mais Yang ou mais Yin dos indivíduos, já definindo, por exemplo, que as necessidades alimentares do organismo masculino (Yang) são diferentes das do organismo feminino (Yin). Como o Yang e o Yin são distribuídos nos Cinco Movimentos, também serão classificados os alimentos e distribuídos na dieta de forma individual – ou seja, para o indivíduo Yang, alimentos Yin; ou vice-versa, para o indivíduo Yin, alimentos mais Yang.

São avaliados no dia a dia as modificações físicas e energéticas, de acordo com o clima, a estação do ano e os eventos de adoecimentos momentâneos. Os chineses então adaptam a dieta para aquele dia, sempre procurando o equilíbrio do Yin e do Yang, facilitando o fluxo de energia e eliminando o agente perverso, o frio, o calor ou a umidade do momento. Assim impedem o adoecimento crônico.

Teoria dos Cinco Movimentos

A concepção dos Cinco Movimentos (ou Elementos) originou-se de como evoluem os fenômenos naturais e de como os vários aspectos que compõem a natureza geram e dominam uns aos outros.

As características próprias dos fenômenos naturais podem ser agrupadas em cinco categorias diferentes, que se encontram em constante movimento de GERAÇÃO e de DOMINÂNCIA entre si, constituindo os Cinco Movimentos na Medicina Chinesa.

1. **Movimento Água:** representa os fenômenos naturais que se caracterizam por retração, profundidade, frio, declínio, queda e eliminação. Ponto de partida e de chegada da transmutação dos movimentos (Rim).

2. **Movimento Madeira:** representa o aspecto de crescimento e movimento (Fígado).

3. **Movimento Fogo:** representa todos os fenômenos naturais que se caracterizam por calor, ascensão, desenvolvimento, expansão e atividade (Coração).

4. **Movimento Terra:** são os fenômenos naturais que se caracterizam por transmutações e mudanças (Baço).

5. **Movimento Metal:** caracteriza os processos naturais de purificação, de seleção, de análise e de limpeza (Pulmão).

De acordo com suas características naturais e sua inter-relação, podemos posicioná-los, obedecendo o seguinte critério (setas indicam, respectivamente, relação de Geração e Dominância):

- **Geração**

Movimento Água → Madeira → Fogo.

Movimento Fogo → Terra.

Movimento Terra → Metal → Água.

- **Dominância**

Movimento Água → Fogo → Metal.

Movimento Metal → Madeira → Terra → Água completando o ciclo.

O princípio da DOMINÂNCIA tem a finalidade de controlar o crescimento desenfreado que ocorreria se houvesse somente o princípio de GERAÇÃO. Os ecossistemas são a representação deste princípio na natureza.

Nos Cinco Movimentos estão representadas as estações do ano, com seus diferentes climas e suas influências tanto na produção de alimentos quanto na fisiologia humana (ciclo circadiano), dotando organismos e alimentos de determinadas qualidades e influenciando os ritmos orgânicos. Por exemplo, alimentos de Terra, como o arroz, têm sabor doce e ajudam a criar fluidos orgânicos e a tonificar o organismo. Mas não só de arroz vive o homem; portanto, estuda-se também a interação do sabor doce com os demais sabores e sua influência na formação da energia nutritiva que abastece o organismo.

Cinco movimentos e suas relações com orgãos, vísceras e emoções

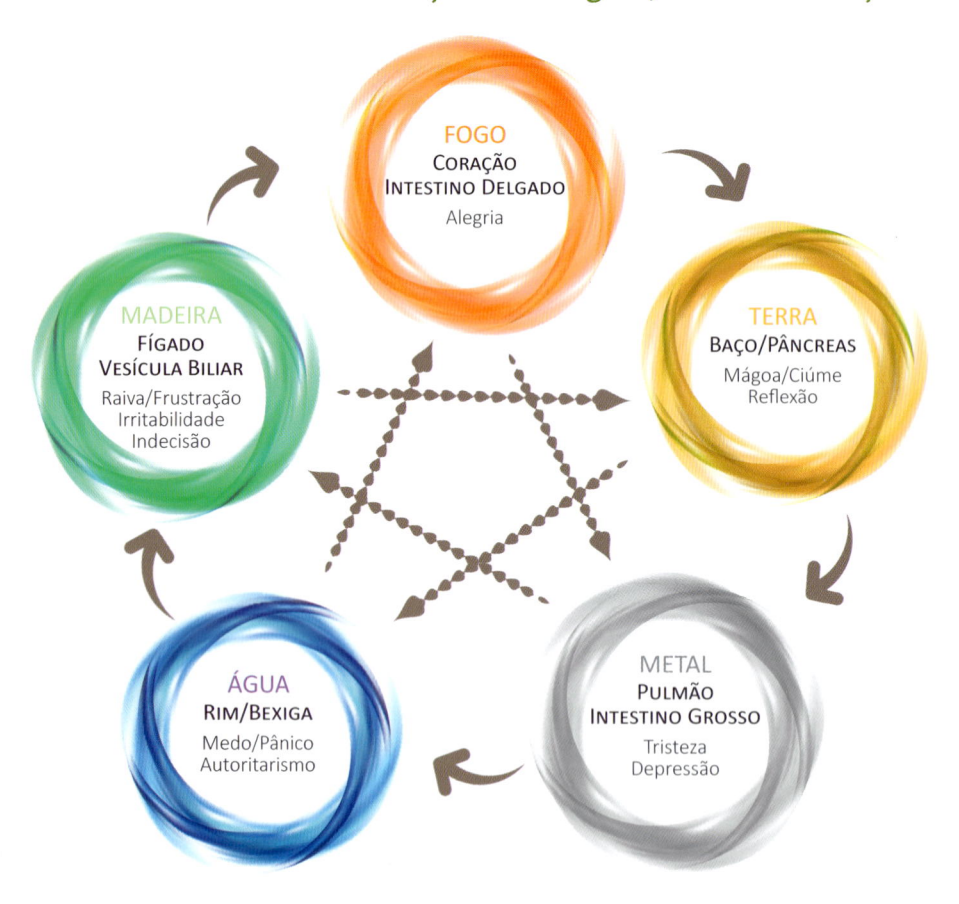

Setas cheias – Movimento de Geração – Pai gera Filho.
Setas pontilhadas – Movimento de Dominância – Avô controla Neto.

Madeira, Fogo, Terra, Metal e Água representam tudo o que existe no Universo, ou seja, a interação entre o micro e o macrocosmo. Portanto, esses cinco elementos estão intrinsecamente ligados à nossa personalidade e à nossa alimentação. Por essa ótica, o ambiente, nosso estado físico e emocional em relação ao mundo e a nossa personalidade vão influenciar no que desejamos comer.

Teoria dos Zang-Fu (órgãos e vísceras)

Estuda-se de forma profunda e detalhada a fisiologia energética, os possíveis desequilíbrios e a influência dos cinco sabores (salgado, azedo, amargo, doce e picante) sobre os órgãos internos. Com esse estudo, obtém-se uma visão do organismo como um todo e da repercussão do processo nutricional sobre ele.

A teoria dos Zang-Fu (Zang = órgão; Fu = víscera) mostra a concepção da Medicina Chinesa em relação aos órgãos internos. Consideram-se três aspectos distintos: o energético, o funcional e o orgânico.

Os órgãos internos do corpo humano, na concepção da Medicina Chinesa, abrangem duas categorias:

- **Zang (órgãos):** constituem os cinco órgãos essenciais – Rim (Shen), Fígado (Gan), Coração (Xin), Baço (Pi) e Pulmão (Fei). Os Zang são essenciais, pois sem um deles a vida deixa de existir.
- **Fu (vísceras):** Estômago (Wei), Intestino Delgado (Xiao Chang), Intestino Grosso (Da Chang), Bexiga (Pangguang) e Vesícula Biliar (Dan). A função das vísceras na Medicina Chinesa é receber, armazenar, digerir, transformar, assimilar e expulsar os alimentos.

Horário de circulação energética dos Zang (órgãos) e Fu (vísceras)

No indivíduo, cada órgão tem um horário específico para que atinja seu potencial máximo. Isso porque a energia vital circula pelo corpo com maior ou menor intensidade ao longo do dia, dependendo do horário.

- **Das 23h à 1h** – Horário da Vesícula Biliar.
  É muito importante dormir nessa faixa de horário para não sobrecarregar a Vesícula e o Fígado. Trata-se de um período do dia muito importante para regeneração.

- **Da 1h às 3h** – Horário do Fígado.
  Procure sempre descansar nesse horário, pois, enquanto você relaxa, seu Fígado está trabalhando intensamente para desintoxicar seu corpo.

- **Das 3h às 5h** – Horário do Pulmão.
  Esse é o período em que a energia é distribuída para todo o corpo e também quando mais sangue e oxigênio vão para os órgãos.

- **Das 5h às 7h** – Horário do Intestino Grosso.
  É uma boa hora para expelir o desperdício do corpo. Bom horário também para beber a famosa água morna e fazer muitos exercícios.

- **Das 7h às 9h** – Horário do Estômago.
  Logo pela manhã aproveite para comer um maravilhoso e nutritivo café da manhã.

- **Das 9h às 11h** – Horário do Baço.
  Período de atividade ao máximo. O corpo está em sua energia total!

- **Das 11h às 13h** – Horário do Coração.
  Relaxe e evite o estresse. Não é aconselhável fazer exercícios.

- **Das 13h às 15h** – Horário do Intestino Delgado.
  O corpo assimila o alimento do almoço, então também é bom evitar estresse e exercícios muito intensos.

- **Das 15h às 17h** – Horário da Bexiga.
  Dê um gás no trabalho e nos estudos. Bom horário para tomar decisões importantes.

- **Das 17h às 19h** – Horário dos Rins.
  Restauração das energias física e mental.

- **Das 19h às 21h** – Horário do Pericárdio.
  Ótimo horário para meditação, leitura e atividades sexuais.

- **Das 21h às 23h** – Horário do Triplo Aquecedor (meridiano de energia responsável pelo mecanismo metabólico relacionado a muitos órgãos e funções).
  Nesse horário, o Triplo Aquecedor está em sua função máxima, atuando para proteger o corpo. É um bom horário para relaxar e dormir também.

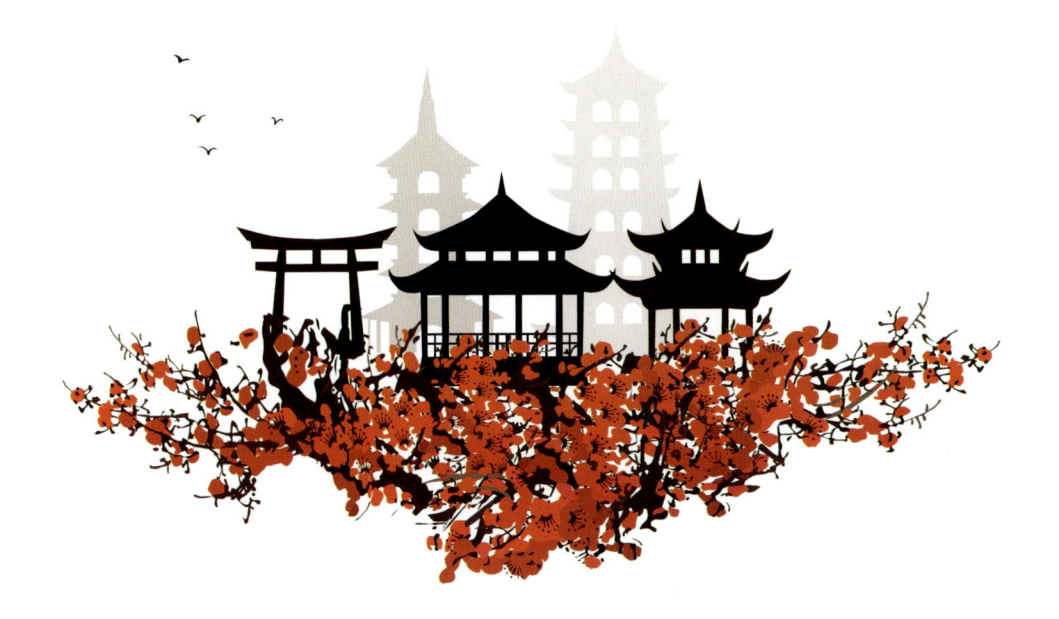

Espírito dos órgãos (Zang)

O Shen e a Consciência

A vida começa por meio do Jing:
quando o Jing dos pais se unem, forma o Shen.

O Shen e o Jing do indivíduo são formados juntos, no momento da união do Jing do pai com o da mãe, segundo o livro *Lingshu Jing*. O termo Shen pode ser utilizado para designar "mente" – no sentido de pensamento, consciência, memória, autoconhecimento –, que é albergada e depende do Coração. O Shen também pode ser considerado "espírito", que é o complexo de cinco aspectos mentais e espirituais do ser humano (Shen, Hun, Yi, Po, Zhi), relacionados aos cinco órgãos.

O Shen nos dá a consciência do sentimento de medo, alegria, preocupação, raiva, tristeza, angústia ou ansiedade. É por meio do Shen, bem equilibrado e desenvolvido, que podemos harmonizar os sentimentos e as funções mentais. Por essa razão, o Coração é considerado o imperador dos órgãos (Zang), pois abriga o Shen.

Dependem do Shen as ideias fluentes, a cognição clara, o sono reparador, a boa intuição, a boa memória, a inteligência brilhante e a sabedoria nas ações. O Shen é o espírito vital, é a força, e dele dependem as relações amorosas, os relacionamentos e as emoções.

Os desequilíbrios do Shen levam à depressão, à inquietude, à desesperança, à indiferença, ao nervosismo e, até mesmo, à histeria. O sono fica perturbado por excitação, alegria excessiva ou nervosismo.

O Shen pode ser equilibrado e modulado pela meditação, práticas de Yoga, Tai Chi Chuan e posturas corporais corretas na maneira de se posicionar e andar.

O Hun e o Temperamento

Hun é o "espírito etéreo", que no Ocidente seria a "alma ou espírito". Ele entra no corpo três dias após o nascimento, quando então o bebê é registrado, sobrevive ao corpo e volta após a morte ao lugar onde habitam seres e energias imateriais. É "a parte da alma que deixa o corpo com a morte, carregando a aparência de forma física".

Existem três tipos de Hun: a ALMA VEGETATIVA, presente nas plantas e nos animais; a ALMA ANIMAL, presente nos animais e nos seres humanos; e a ALMA HUMANA, exclusiva dos seres humanos.

O Hun tem relação com o sono e os sonhos, dando propósito e permitindo direcionar os devaneios. Permite a "visão" – tanto no sentido da percepção visual quanto em uma ideia mais ampla de "visão", que inclui o autoconhecimento. Ele é capaz de dar coragem, destemor para enfrentar as situações adversas que se apresentam na vida, e de fornecer a capacidade de planejar a própria vida.

Está enraizado no Fígado, principalmente no sangue (Xue). Se o sangue do Fígado ficar fraco, o Hun se desenraiza e flutua, podendo haver sensações de estar fora do corpo. Pode manifestar insônia, timidez, covardia e falta de direcionamento na vida. Mas pode também desencadear sintomas mais leves como amargura, hostilidade, irritação, sensação de culpa, autocensura, desmotivação, tédio, apatia, depressão, chegando até mesmo a tendências suicidas.

Como movimenta o Shen, o Hun permite que ele se projete para fora e tome consciência do mundo externo e de outras pessoas, e volte para o interior do indivíduo, para receber intuições, inspirações, sonhos e imagens derivadas do inconsciente.

Por sua vez, a mente "junta e amarra" o Hun, dando a ele certa estabilidade. Se a mente é fraca, o Hun pode ficar agitado, confundindo-a, é o típico caso daquelas pessoas cheias de ideias, mas que não conseguem realizar nada por ter uma mente caótica. Durante as crises de sonambulismo é o Hun que flutua, sem a participação do Shen.

O Hun seria, segundo a visão budista, a ligação entre a mente individual, o Shen, e a mente universal, o inconsciente coletivo, à qual o Hun pertenceria e da qual seria a expressão em cada indivíduo.

O livre fluxo de exercícios; a respiração profunda e correta; as emoções e os pensamentos positivos; a alegria; o otimismo e a realização pessoal mantêm o Hun equilibrado.

O Po e o Instinto

O Po é o "espírito corporal, que habita o Pulmão", é a contrapartida física do Hun, a parte da "alma corpórea", que está indissoluvelmente ligada ao corpo e que vai para a terra com a morte. É a trama que elabora a forma do indivíduo e ajuda a recolher ou condensar a energia necessária para a estruturação física da pessoa. Ele não só ajuda a criar a forma de cada um, como também a mantê-la, por meio da respiração e dos alimentos que ingerimos.

É o Po que dá movimento aos membros, ao corpo, que dá agilidade, equilíbrio e coordenação dos movimentos.

O Po seria "a entrada e a saída da essência" e o Hun, "a entrada e a saída da mente".

O Po é descrito como a manifestação da essência na esfera dos sentidos e dos sentimentos. Deriva da nossa mãe, a Terra, tem polaridade mais Yin e surge logo após a formação do Jing pré-natal (a essência Jing é transmitida pelos pais). A energia do Po dinamiza e impulsiona a participação do Jing em todos os processos fisiológicos corporais. Na ausência do Po, o Jing ficaria inerte.

O Yi e o Intelecto

O Yi governa as opiniões pessoais, os pensamentos, as obsessões, a expressão do pensamento em palavras e a capacidade de decorar. É responsável pelo pensamento aplicado, pelo estudo, pela memorização, pela concentração e pela produção de ideias. A sua base fisiológica está no Jing pós-natal e no Sangue. Sua principal função é a memória, no sentido da capacidade de armazenar dados no trabalho ou nos estudos.

Quando o Yi está fraco ou desregulado, há dificuldade de concentração, pouca memória, lentidão de raciocínio, problemas de dar e receber afeto e preocupação, que pode chegar à obsessão intensa. O sono fica perturbado pela preocupação e pela nostalgia.

Para obtermos melhora do Yi, o ideal é falar com pessoas que vão ouvir e também escrever, cantar, tocar instrumento, dançar e fazer atividades artísticas rítmicas.

O Zhi e a Vontade

O Zhi abriga a força de vontade, a determinação e corresponde aos ideais e aos objetivos. Assim como o Yi e o Shen, também tem relação com a memória e com o armazenamento de dados a longo prazo. Zhi tem relação muito próxima com o Shen, pois dá impulso realizador à mente. Quanto mais impomos nossa vontade a alguém, mais fraco fica nosso Zhi.

Descontrolado, gera paranoias, suspeitas, falta de iniciativa, complexo de superioridade ou inferioridade, pânico, depressão, fobias e até mesmo timidez. Faz com que a pessoa acorde no meio da noite ou até mesmo não durma por medo. Para reforçarmos o Zhi, devemos nos autoperdoar, rezar e aumentar a nossa fé.

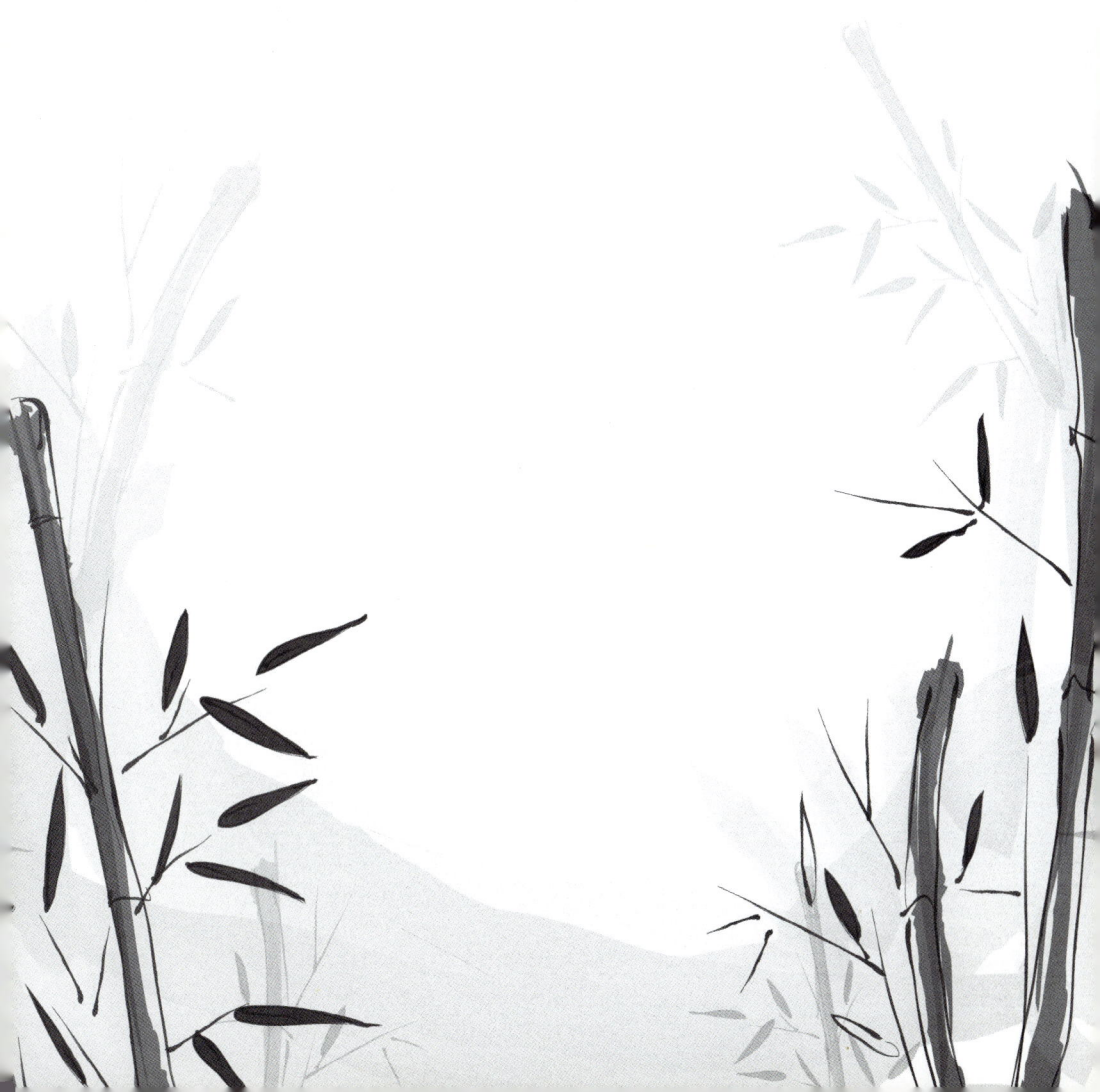

Capítulo 4

CORAÇÃO

Introdução

O Coração é um órgão muscular oco, que se localiza no meio do peito, sob o osso esterno, ligeiramente deslocado para a esquerda. Em uma pessoa adulta, tem o tamanho aproximado de um punho fechado e pesa cerca de 400 gramas. O Coração humano, como o dos demais mamíferos, apresenta quatro cavidades: duas superiores, denominadas átrios ou aurículas, e duas inferiores, denominadas ventrículos. O átrio direito comunica-se com o ventrículo direito por meio da válvula tricúspide. O átrio esquerdo, por sua vez, comunica-se com o ventrículo esquerdo por meio da válvula bicúspide ou mitral. A função das válvulas cardíacas é garantir que o sangue siga uma única direção, sempre dos átrios para os ventrículos.

Anatomia do Coração

O Coração, como qualquer outro músculo do corpo, necessita receber oxigênio para que funcione adequadamente. A musculatura do Coração é nutrida por meio de um sistema de artérias, as coronárias, que se originam da aorta. As duas artérias coronárias mais importantes são a coronária direita e a coronária esquerda – esta se divide em artéria coronária descendente anterior e artéria circunflexa.

Podemos dividir o coração da seguinte forma.

Superfície externa

1. Veia cava superior
2. Veia cava inferior
3. Átrio direito
4. Ventrículo direito
5. Ventrículo esquerdo
6. Artéria pulmonar
7. Aorta
8. Artéria coronária direita
9. Artéria coronária descendente anterior
10. Átrio esquerdo
11. Veias pulmonares

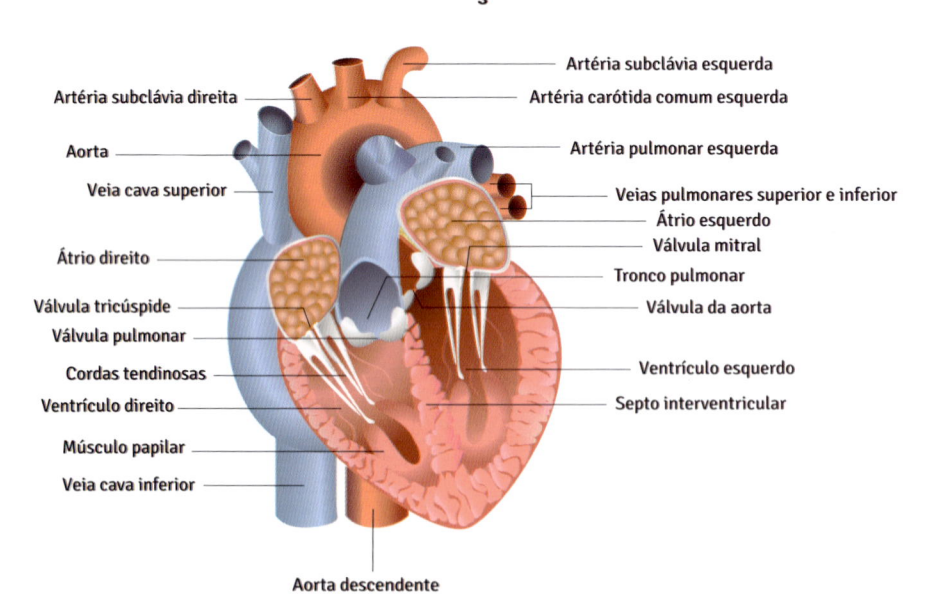

CORAÇÃO

Interior do coração

1. Átrio direito
2. Válvula tricúspide
3. Ventrículo direito (via de entrada)
4. Ventrículo direito (via de saída)
5. Válvula pulmonar
6. Artéria pulmonar
7. Átrio esquerdo
8. Septo interventricular
9. Ventrículo esquerdo
10. Válvula mitral
11. Aorta

SISTEMA CIRCULATÓRIO

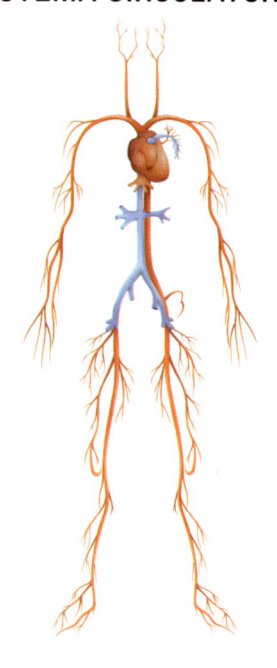

Funções do Coração

Todas as células de nosso corpo necessitam de oxigênio para viver. O papel do Coração é enviar sangue rico em oxigênio a todas as células que compõem o nosso organismo.

As artérias são as vias por onde o sangue oxigenado é enviado. A aorta é a maior de todas as artérias e se origina no ventrículo esquerdo. As artérias se dividem em ramos cada vez menores, até os capilares sistêmicos, que são vasos extremamente finos, por meio dos quais o oxigênio sai para os tecidos. Após a retirada do oxigênio e o recebimento do gás carbônico que se encontrava nos tecidos, os capilares levam o sangue até as veias.

As veias transportam sangue com baixa quantidade de oxigênio e alto teor de gás carbônico, dos tecidos ao Coração, e dele aos Pulmões, chegando aos capilares pulmonares, onde o sangue volta a receber oxigênio e a ter o gás carbônico removido, sendo o processo reiniciado. O sangue flui continuamente pelo sistema circulatório, e o Coração é a "bomba" que torna isso possível.

Fisiologia do sistema circulatório

O sistema circulatório permite que algumas atividades sejam executadas com grande eficiência. As funções do sistema cardiovascular são:

- **Transporte de gases:** os Pulmões, responsáveis pela obtenção de oxigênio e pela eliminação de dióxido de carbono, comunicam-se com os demais tecidos do corpo por meio do sangue.

- **Transporte de nutrientes:** no tubo digestivo, os nutrientes resultantes da digestão passam por um fino epitélio e alcançam o sangue. Por essa "autoestrada", os nutrientes são levados aos tecidos do corpo, nos quais se difundem para o fluido intersticial que banha as células.

- **Transporte de resíduos metabólicos:** a atividade metabólica das células do corpo origina resíduos, mas apenas alguns órgãos podem eliminá-los para o meio externo. O transporte dessas substâncias, de onde são formadas até os órgãos de excreção, é feito pelo sangue.

- **Transporte de hormônios:** hormônios são substâncias secretadas por certos órgãos, distribuídas pelo sangue e capazes de modificar o funcionamento de outros órgãos do corpo. A colecistocinina, por exemplo, é produzida pelo duodeno, durante a passagem do alimento, e lançada no sangue. Um de seus efeitos é estimular a contração da Vesícula Biliar e a liberação da bile no duodeno.

- **Intercâmbio de materiais:** algumas substâncias são produzidas ou armazenadas em uma parte do corpo e utilizadas em outra parte. Células do Fígado, por exemplo, armazenam moléculas de glicogênio, que, ao serem quebradas, liberam glicose, a qual o sangue leva para outras células do corpo.

- **Transporte de calor:** o sangue também é utilizado na distribuição homogênea de calor pelas diversas partes do organismo, colaborando na manutenção de uma temperatura adequada em todas as regiões; permite ainda levar calor até a superfície corporal, onde pode ser dissipado.

Distribuição de mecanismos de defesa: pelo sangue circulam anticorpos e células fagocitárias, componentes da defesa contra agentes infecciosos.

Coagulação sanguínea: também pelo sangue circulam as plaquetas, pedaços de um tipo celular da medula óssea (megacariócito), com função na coagulação sanguínea. O sangue contém ainda fatores de coagulação capazes de bloquear eventuais vazamentos em caso de rompimento de um vaso sanguíneo.

O Coração e a Medicina Chinesa

O Coração é considerado o mais importante de todos os órgãos do sistema interno. Também chamado de "Imperador" ou "Monarca".

As funções do Coração estão relacionadas a:

1. Governar o sangue
2. Controlar os vasos sanguíneos
3. Manifestar-se na compleição (na aparência)
4. Abrigar a mente
5. Abrir-se na língua
6. Controlar a sudorese
7. Ter um sono sadio

1. Governar o sangue

O Coração governa o sangue de duas maneiras:

Transformação da energia (Qi) dos alimentos em sangue.

Circulação do sangue.

Um Coração saudável é essencial para um suprimento adequado de sangue para todos os tecidos do organismo. Quando sua função é obstruída, ou seja, o sangue do Coração é deficiente, a circulação do sangue se torna escassa e as mãos ficam frias.

A força de constituição de um indivíduo é determinada pelo Coração. Embora nossa constituição seja inicialmente relacionada ao Rim (energia Jing ancestral), ela é também relacionada ao Coração e ao sangue.

Se o Coração é forte, o sangue é amplamente suprido e sua circulação é boa; nesse caso, a pessoa tem muito vigor e boa constituição. Ao contrário, se o Coração é constitucionalmente debilitado e o sangue, deficiente, a pessoa apresenta uma constituição fraca, com falta de força. Uma língua com uma longa rachadura no meio significa debilidade constitucional do Coração.

2. Controlar os vasos sanguíneos

O estado do Qi (energia) do Coração é refletido no estado dos vasos sanguíneos. Os vasos sanguíneos dependem do Qi do Coração e do sangue. Por exemplo, se o Qi do Coração é forte, os vasos sanguíneos apresentam um bom estado e o pulso é cheio e regular. Se o Qi do Coração é débil, o pulso pode ser irregular e fraco.

O Coração governa os vasos sanguíneos.

3. Manifestar-se na compleição

O estado do Coração e do sangue pode ser refletido na compleição. Se o sangue é abundante e o Coração é forte, a compleição será rosada e lustrosa. No caso de o sangue ser deficiente, a compleição será pálida ou de coloração branco-lustrosa.

Se o sangue estiver estagnado, a compleição será de coloração púrpuro-azulada. A compleição será muito avermelhada se o Coração tiver calor (rosto vermelho congestionado).

4. Abrigar a mente

A Medicina Chinesa afirma que o Coração é a residência da mente. A palavra Shen na Medicina Chinesa é usada no mínimo em dois contextos diferentes.

Primeiro contexto: inicialmente, Shen indica o complexo de faculdades mentais do qual se diz que "reside" no Coração. De acordo com a Medicina Chinesa, o estado do Coração e do sangue afeta o estado emocional. Em particular, cinco funções são afetadas pelo estado do Coração: *emoções, consciência, memória, pensamento* e *sono.*

Se o Coração é forte e o sangue é abundante, haverá atividade mental normal, vida emocional equilibrada, consciência clara, memória, pensamentos bons e sono saudável.

No caso de o Coração ser fraco e o sangue deficiente, podem ocorrer alterações mentais (como depressão), falta de memória, pensamento afetado, insônia, sonolência e, em casos extremos, inconsciência. Por exemplo, uma criança com distúrbios mentais pode ser estimulada por meio da tonificação do Coração.

Há uma relação de mútua dependência entre a função de controlar o sangue e a de abrigar a mente. O sangue é a origem da mente.

Segundo contexto: relacionamentos difíceis podem afetar o Coração e a mente. O segundo Shen é utilizado para indicar a esfera inteira dos aspectos: emocional, mental e espiritual do ser humano. Neste sentido, não está somente relacionado ao Coração, mas também relacionado ao emocional, mental e espiritual de outros órgãos como Rim, Fígado, Pulmão e Baço. Seria errado identificar nossa vida mental e espiritual simplesmente com o Coração; todos os quatro órgãos restantes também participam.

5. Abrir-se na língua

O Coração controla a cor, a forma e a aparência da língua; principalmente a ponta da língua. Também controla o paladar.

Se o Coração for normal, a língua terá uma coloração vermelho-pálida normal, e o paladar será normal também.

No caso de o Coração ter calor, a língua pode ser seca e verme-lho-escura, a ponta pode ficar mais vermelha e inchada, ocorrendo um gosto amargo. Se esse calor for severo, a língua pode apresentar úlceras vermelhas e doloridas.

Se o Coração é fraco e o sangue, deficiente, a língua pode ser pálida e fina. O Coração também afeta a fala, e suas anormalidades podem causar gagueira. Frequentemente, quando há um desequi-líbrio do Coração, podendo ser excesso ou deficiência, a fala pode ficar incessante e a risada, inconveniente.

6. Controlar a sudorese

A sudorese é um dos fluidos corpóreos e aparece em espaços en-tre a pele e os músculos. O sangue e os fluidos corpóreos interagem. Quando o sangue é muito espesso, os fluidos corpóreos penetram na circulação sanguínea e diluem-na.

Como o Coração governa o sangue e apresenta interação mútua com os fluidos corpóreos, ele está relacionado à sudorese.

Deficiência do Qi (energia) do Coração provoca sudorese es-pontânea, e deficiência do Yin do Coração pode provocar sudorese noturna. Se houver sudorese contínua e profusa em um paciente com deficiência do Coração, ela deve ser tratada sem demora, uma vez que a perda do suor implica na perda dos fluidos corpóreos, que por sua vez induz a uma deficiência do sangue por causa da interação contínua entre o sangue e os fluidos corpóreos.

7. Ter um sono sadio

Uma vez que o Coração abriga a mente, ele está intimamente relacionado ao sono. A mente reside no Coração e, se o Coração, e particularmente o sangue do Coração, for forte, a pessoa dormirá facilmente e o sono será sadio. Se o Coração estiver debilitado, a mente não terá residência e flutuará à noite, causando inabilidade para o sono, sonhos excessivos ou distúrbios do sono.

Alguns sonhos estão relacionados ao Coração. Se o Coração estiver deficiente, podem ocorrer sonhos com montanha, fogo e fumaça, por exemplo; se o Coração estiver debilitado (uma deficiência mais acentuada), pode-se sonhar com fogo e erupções vulcânicas; para Coração em excesso de energia, pode-se ter sonhos com risadas.

O calor exterior faz muito mal ao Coração.

O calor exterior em um Coração já deficiente obstrui o Pericárdio que, por sua vez, obstrui os orifícios do Coração, podendo causar coma, delírio ou falta de fala.

Pericárdio

O Pericárdio está relacionado ao Coração. Na visão da Medicina Chinesa ele funciona como cobertura externa do Coração, protegendo-o dos ataques dos fatores patogênicos externos.

O Pericárdio é um embaixador, sendo que deste deriva a alegria e a felicidade.

Se um fator patogênico atacar o Coração, será imediatamente desviado para atacar o Pericárdio.

Síndromes de deficiência do Coração

Há várias síndromes de deficiência do Coração. São elas:

- **Deficiência de sangue no Coração:** palpitação, insônia, sonho abundante, tontura, palidez cutânea, amnésia, pulso fino e fraco e língua pálida.
- **Deficiência do Yin do Coração:** palpitação, insônia, ansiedade, pânico, tristeza, opressão torácica, língua vermelha, calor interno, sudorese noturna, boca seca, e pulso fino e rápido.

∾ **Deficiência de Qi (energia) do Coração:** palpitação, taquipneia, cansaço ao se esforçar, sudorese espontânea, opressão torácica, língua pálida, pouca saburra[1] na língua e pulso deficiente.

∾ **Deficiência do Yang do Coração:** palpitação, taquipneia, dor torácica, sensação de frio, extremidades frias, opressão torácica, mucosa pálida ou azul-escura, edema facial e de membros inferiores, língua edemaciada, saburra espessa, pulso fino, estagnante e intermitente.

∾ **Fogo do Coração em excesso de energia:** agitação, insônia, rosto vermelho e boca seca, ulcerações na mucosa bucal e na língua, delírio verbal, estado de excitação, urina escura (e às vezes com mistura de sangue), micção dolorosa e pulso rápido.

∾ **Mucosidades nos orifícios do Coração:** perturbações da mente, tais como: não reconhecer ninguém, ficar idiota e estúpido, falar sozinho, olhar fixamente e ter conduta anormal. Nos casos graves, pode ocorrer perda brutal dos sentidos, respiração dificultada com mucosidades, revestimento da língua branco, pulso profundo, em corda (de batida forte, como uma corda batendo no chão), deslizante.

∾ **Fogo e mucosidades que perturbam o Coração:** agitação, palpitações, insônia, abundância de sonhos, rosto vermelho, sede, boca amarga, obstipação e pouca urina. Quando o estado se agrava, pode haver: divagação verbal, choros e risos sem causa, agitação maníaca, comportamento violento (tanto verbal quanto físico), língua vermelha, revestimento lingual amarelo e gorduroso, pulso em corda e deslizante, cheio. Essa síndrome é encontrada nas histerias, na epilepsia e em estados maníacos.

---

1. A saburra ou saburra lingual é a massa composta de células descamadas da boca, bactérias, muco da saliva e restos alimentares que aderem à superfície da língua, geralmente como sintoma de certas doenças. Ela é responsável por grande parte dos tipos de halitose. (N. R.)

Todas as síndromes do Coração têm suas causas. A seguir, as respectivas causas para as deficiências apresentadas.

Causas das deficiências de Qi e Yang do Coração

- Doença aguda e violenta
- Doença crônica
- Velhice
- Fraqueza constitucional

Causas da deficiência de sangue e de Yin do Coração

- Produção de sangue deficiente
- Espoliação sanguínea
- Doença febril que consome os líquidos
- Ferimento interno provocado pelas emoções

Causas do excesso de Fogo no Coração

- Congestão dos sentimentos
- Excesso de alimento picante, com excesso de quentura ou uso de fortificantes

Causas de Mucosidades nos orifícios do Coração

- Excesso de um dos sentimentos, como raiva tremenda, preocupações excessivas e depressão melancólica
- Estagnação de umidade perversa transforma-se em mucosidade, que ocupa, então, toda a circulação

Intestino Delgado – víscera acoplada ao Coração

Segundo a Medicina Tradicional Chinesa, o Intestino Delgado, que ocupa o meio da cavidade abdominal, recebe o Qi turvo dos alimentos e os transfere ao Intestino Grosso.

O Intestino Delgado tem três funções

1. Recebe o Qi dos alimentos vindos do Estômago. O Intestino Delgado deve estar fisiologicamente harmônico e permitir que o Qi do Estômago desça e dirija o Qi dos alimentos para baixo. Caso o Intestino Delgado não receba os alimentos do Estômago, vai ocasionar bloqueio com consequente perversão do Qi do Estômago.

2. Ajuda o Baço, o Pâncreas e o Estômago a transformar e transportar os alimentos. O transporte e a transformação dos alimentos são função do Baço e do Estômago. O Intestino Delgado participa um pouco desse processo, pois o bolo alimentar, à medida que vai caminhando em sua luz, prossegue no processo de transformação. É no Intestino Delgado que a maior parte do Qi puro dos alimentos é absorvido. Por isso, os textos antigos afirmam: "O Intestino Delgado domina a separação (dos nutrientes)".

3. Ajuda a Bexiga a separar os fluidos. Os canais de energia do Intestino Delgado e da Bexiga são associados, estando no mesmo nível, o chamado meridiano Tai-Yang, exercendo influência mútua. Por sua vez, o Intestino Delgado domina a separação: auxilia Bexiga e Rins a separar o líquido puro do impuro. O impuro é excretado com as fezes ou pela Bexiga, enquanto o puro é absorvido mais adiante, pelo Intestino Grosso.

Capítulo 5

FÍGADO

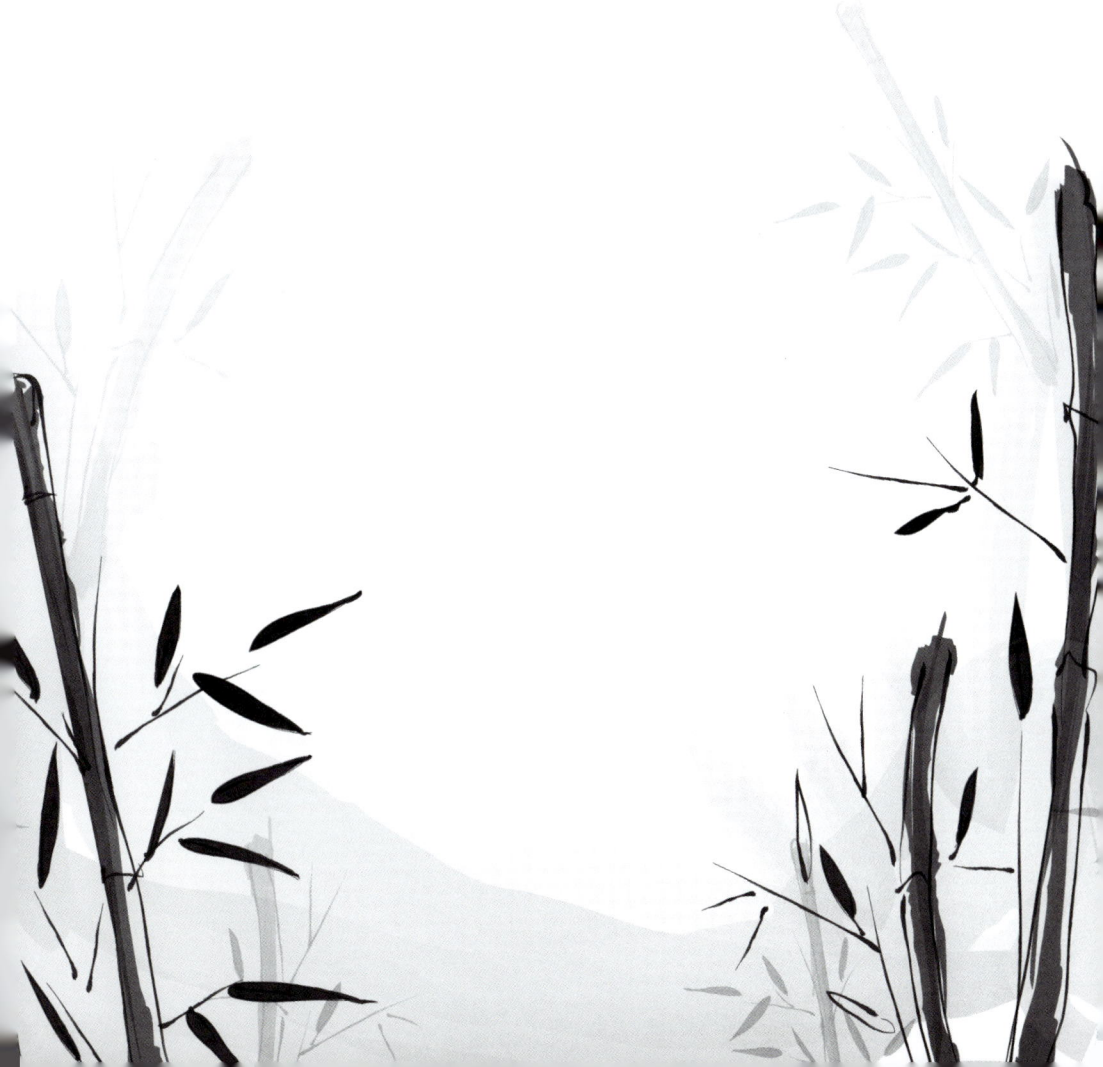

Características físicas e funcionais do Fígado

O Fígado é um órgão vital, sem o qual não é possível sobreviver. Além de ser o maior órgão sólido e a maior glândula do corpo, pesando cerca de 1kg, em média. Localiza-se embaixo das costelas do lado direito, ocupando toda a largura do corpo até as costas. Também é responsável por centenas de funções no nosso organismo. O suprimento sanguíneo do Fígado é feito por duas vias – pela artéria hepática (20%-40%) e pela veia porta (60%-80%). O Fígado é um órgão tão vascularizado, que chega a receber 1,5 litro de sangue por minuto.

FÍGADO

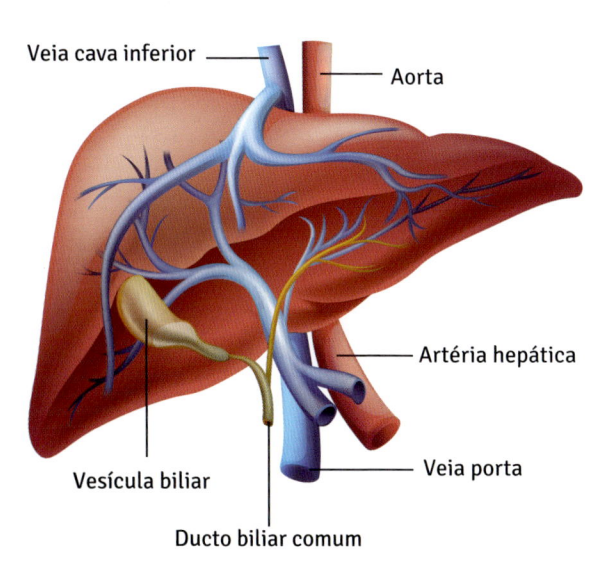

Veia cava inferior — Aorta

Artéria hepática

Vesícula biliar

Veia porta

Ducto biliar comum

Uma das mais interessantes características do Fígado é a sua incrível capacidade de se regenerar, sendo ele capaz de retornar ao tamanho normal mesmo após ter mais de 50% do seu volume retirado cirurgicamente.

As células do Fígado, chamadas hepatócitos, contém milhares de enzimas que são responsáveis pela metabolização das substâncias presentes no sangue, sejam elas benéficas, sejam elas prejudiciais ao nosso organismo. O Fígado também é capaz de armazenar nutrientes e outras substâncias úteis, além de produzir proteínas e vitaminas essenciais para nossa saúde.

A ciência já conhece mais de 500 funções do Fígado; a seguir, vamos falar resumidamente das principais.

1. Metabolização dos nutrientes digeridos

O processo de digestão consiste na quebra dos nutrientes em moléculas cada vez menores, até o ponto de elas poderem ser absorvidas pela mucosa dos intestinos e depois lançadas na circulação sanguínea.

Toda circulação sanguínea do trato digestivo drena em direção à veia porta, de forma que nenhum nutriente ou substância ingerida consiga chegar ao resto do organismo sem antes passar pelo Fígado.

Esse processo é de suma importância, pois é o Fígado quem controla quanto, qual e em que forma cada substância originada da alimentação passará para o resto do corpo.

Veja os exemplos a seguir.

∾ Gorduras

O processo de digestão quebra as gorduras em moléculas pequenas, chamadas ácidos graxos e glicerol. São essas as moléculas absorvidas pelos intestinos e lançadas em direção à veia porta. No Fígado, essa gordura é transformada em diversas substâncias, como fosfolipídios ou colesterol, que são essenciais na produção de nossas células.

O Fígado também usa as gorduras para sintetizar lipoproteínas, como o HDL, o VLDL e o LDL, que são as moléculas responsáveis pelo transporte de colesterol pelo sangue (colesterol HDL, colesterol LDL e triglicerídeos).

O Fígado determina se a gordura ingerida será usada para gerar energia ou será armazenada. Se o indivíduo consome gorduras em excesso, o Fígado transforma o glicerol e o ácido graxo em triglicerídeos, armazenando-os no tecido subcutâneo, criando camadas de tecido adiposo (os famosos pneuzinhos). De forma oposta, se o corpo precisar de fontes extras de energia, o tecido adiposo quebra os triglicerídeos novamente em glicerol e ácido graxo, enviando-os de volta para o Fígado para que eles possam ficar disponíveis como fonte de energia para as células.

∾ Proteínas

O processo de digestão quebra as proteínas ingeridas em moléculas chamadas aminoácidos. O Fígado é o órgão que decide o destino desses aminoácidos, podendo utilizá-los como:

- Fonte para produção de proteínas essenciais para o organismo, como albumina, globulinas, lipoproteínas, fatores de coagulação, etc.
- Fonte para formação de massa muscular.
- Fonte para produção de gordura, pois, caso necessário, o Fígado consegue transformar aminoácidos em triglicerídeos, num processo chamado lipogênese.
- Fonte para produção de glicose, em um processo chamado gliconeogênese.

Pacientes com doenças graves do Fígado apresentam níveis baixos de proteínas no sangue, principalmente albumina. A perda de massa muscular também é comum devido à perda de capacidade de lidar com os aminoácidos recebidos da alimentação. A deficiência de fatores de coagulação faz com que esses pacientes apresentem maior risco de sangramentos.

A digestão das proteínas produz aminoácidos, mas também gera a amônia, uma substância tóxica para o organismo. O Fígado é o responsável pela metabolização da amônia, transformando-a em ureia, uma substância infinitamente menos tóxica. Pacientes com cirrose e falência hepática perdem a capacidade de metabolizar a amônia, fazendo com que a mesma se acumule no corpo, levando à chamada encefalopatia hepática, um processo de intoxicação dos neurônios.

∿ Glicose

Os carboidratos ingeridos são transformados em moléculas de glicose, que é a principal fonte de energia das células. Quando chega uma grande quantidade de glicose ao Fígado, ele libera uma parte em direção à circulação sanguínea e armazena outra sob a forma de glicogênio, para que essa glicose possa ser usada como fonte de energia nos períodos de jejum ou atividade física. Se o Fígado já está cheio de glicogênio, mas continua recebendo carboidratos em excesso, esse glicogênio passa a ser transformado em triglicerídeos (lipogênese), sendo enviado para os tecidos subcutâneos. É por isso que comer muito carboidrato engorda.

Pacientes com grave doença hepática podem apresentar hipoglicemias, pois o Fígado já não consegue armazenar glicose na forma de glicogênio, fazendo com que o paciente não tenha reservas de glicose facilmente disponíveis nos períodos de jejum.

2. Metabolização de substâncias tóxicas

Assim como os nutrientes, qualquer outra substância ingerida também passará pelo Fígado antes de chegar ao resto do organismo, incluindo remédios, drogas, toxinas ambientais e álcool.

Os hepatócitos são ricos em citocromo P450, o nome dado a uma família de enzimas que têm a capacidade de metabolizar, inativar e facilitar a eliminação pelos rins de diversas substâncias.

O exemplo mais famoso do processo de desintoxicação realizado pelo Fígado é a metabolização de bebidas alcoólicas. O álcool é uma substância extremamente tóxica, por isso pacientes com doenças hepáticas devem evitar álcool e determinados medicamentos, pois nesses casos o Fígado já não é mais capaz de metabolizar substâncias adequadamente. No entanto, até certo ponto, o álcool pode ser consumido, pois o Fígado tem a capacidade de transformá-lo em ácido acético, um metabólito muito menos tóxico e facilmente eliminado pelos Rins por meio da urina.

O Fígado também é capaz de desativar substâncias produzidas pelo próprio corpo, como hormônios, impedindo que haja excesso desses hormônios circulando pelo sangue.

3. Produção de bile

Nossas hemácias (glóbulos vermelhos) são células que têm vida média de 120 dias. Quando ficam velhas, elas são levadas para o Baço, onde são destruídas. Um dos produtos liberados nesse processo é a bilirrubina, um pigmento amarelo-esverdeado. A bilirrubina produzida no Baço não é solúvel em água e, portanto, não pode ser eliminada pelos Rins, cabendo ao Fígado esse papel.

A bilirrubina é metabolizada no Fígado e acrescentada à bile, uma substância que auxilia na digestão de gorduras. A bile produzida pelo Fígado é em parte armazenada na Vesícula Biliar e em parte liberada no intestino, para facilitar o processo de digestão. A presença da bilirrubina na bile é a responsável pela cor marrom das fezes. Pacientes com doenças no Fígado perdem a capacidade de metabolizar e excretar a bilirrubina, que se acumula no sangue e acaba sendo depositada na pele, tornando-a amarelada, o que chamamos de icterícia.

O excesso de trabalho do Fígado produz uma bile mais densa, mais viscosa, que com o tempo resseca, formando cristais que se acumulam, formando cálculos, que obstruem os canalículos hepáticos, impedindo a completa eliminação dos resíduos, levando à estagnação de sangue nos vasos hepáticos, ao acúmulo de calor e à geração de sintomas e síndromes descritas mais à frente.

Os cálculos biliares impedem a desintoxicação do Fígado, provocando efeitos colaterais similares a superdoses de medicamentos, mesmo quando estes são usados em doses normais. Cronicamente, esses efeitos podem causar destruição dos hepatócitos (unidades de células hepáticas), e dos lóbulos hepáticos, levando à fibrose, isto é, cirrose definitiva do Fígado.

4. Produção de substâncias essenciais ao organismo

Além da produção de proteínas importantes, como albumina e fatores de coagulação, já explicados anteriormente, o Fígado também é capaz de produzir, metabolizar e armazenar uma grande diversidade de outras substâncias, como vitaminas e ferro.

5. Destruição de bactérias e outros germes

O Fígado possui células de defesa, chamadas células de Kupffer (grandes macrófagos hepáticos), capazes de eliminar germes e fragmentos de células mortas que passam pelo Fígado.

A degeneração gordurosa do Fígado é chamada esteatose hepática, e pode ser de grau 1, 2 ou 3, levando à cirrose, que é considerada grau 4. O acúmulo de triglicérides no Fígado é visto na ultrassonografia como esteatose (depósito de triglicérides no Fígado). O indivíduo com esteatose grau 3 pode ter as enzimas do Fígado, como TGP, TGO e Gama-GT, normais no sangue, levando muitas vezes as pessoas e os próprios médicos a acharem que está tudo bem com o Fígado, o que é um enorme engano. Um sinal de esteatose no ultrassom requer tratamento imediato.

Portanto, temos de dar atenção ao Fígado, desintoxicando-o diariamente, alimentando-se bem e corretamente, fazendo pouco uso de medicamentos – apenas os absolutamente necessários.

Chamamos a atenção para o fato de que carboidratos em excesso afetam o Fígado tanto quanto o álcool, o excesso de gorduras e medicamentos, pois exigem do mesmo um trabalho diário excessivo. Cuidado com os modismos, com propagandas de "remédios milagrosos" com múltiplas finalidades, os famosos "antitudo". Muitas pessoas chegam ao consultório com sacolas de remédios prescritos por médicos, por terapeutas e por propagandas diversas.

Cada indivíduo é único e especial, nem tudo é bom para todos. Atitudes erradas, com a intenção de prevenir doenças, envelhecimento precoce, fórmulas para emagrecimento e suplementos para melhorar o rendimento nos exercícios físicos acabam por interferir no metabolismo do Fígado e este, por sua vez, rouba energia do Rim, levando ao envelhecimento precoce do indivíduo.

Síndromes do Fígado pela Medicina Chinesa

As síndromes do Fígado são comumente vistas na prática clínica, pois o estresse e a toxicidade da vida moderna (dietas pobres em nutrientes, agrotóxicos, alimentos transgênicos, drogas químicas, trabalho em excesso, etc.) afetam o Fígado. Como o Fígado desempenha um papel central no fluxo suave do Qi e na emoção no corpo, a desarmonia do Fígado pode afetar qualquer um dos outros órgãos. Geralmente, as desordens do ciclo menstrual ou doenças relacionadas ao estresse indicam um problema com o Fígado.

1. Estagnação do Qi do Fígado

Este é um dos diagnósticos mais comuns na Medicina Tradicional Chinesa. Quando o Qi do Fígado está parado, podem ocorrer sintomas de frustração, irritabilidade, ansiedade, estufamento no peito, desordens menstruais e indigestão.

Essa condição de excesso também pode surgir em uma pessoa que tenha passado por depressão ou frustrações duradouras, criando um círculo vicioso de causa e efeito.

Algumas condições ocidentais que se encaixam nesse padrão são: tensão pré-menstrual, depressão, hepatite ou fadiga crônica. O tratamento com acupuntura e/ou fitoterapia geralmente tem um efeito imediato no alívio dos sintomas.

2. Ascensão do Fogo do Fígado

A estagnação de Qi (energia) do Fígado leva à estagnação de sangue e geração de calor; esse padrão de calor excessivo afeta principalmente a parte superior do corpo, já que o calor sobe naturalmente. O rosto inteiro fica vermelho, com sinais e sintomas adicionais de olhos vermelhos, raiva, cefaleia, zumbido nos ouvidos, gosto amargo na boca, insônia, constipação, urina escura, língua vermelha com saburra amarela, pulso cheio e rápido.

A condição pode surgir da estagnação duradoura do Qi devido a raiva, alcoolismo, uso de medicamentos de longo prazo, dieta com excesso de proteínas animais, açúcares e gorduras, e outros desequilíbrios crônicos do Fígado por outras causas e que desenvolvem padrões de excesso de calor.

Alguns diagnósticos ocidentais correspondentes a excesso de calor do Fígado são: hipertensão, alcoolismo, hipertireoidismo, hepatite aguda, infecção da Vesícula Biliar, infecção no ouvido, conjuntivites, gastrite com queimação e azia, constipação intestinal crônica, infecção urinária de repetição, enxaqueca e até infarto, AVC e arritmias cardíacas.

3. Umidade-calor do Fígado e da Vesícula Biliar

Quando a umidade se acumula em um corpo e se combina com o calor no Fígado e na Vesícula Biliar, essa síndrome de excesso se desenvolve. Seus sintomas são icterícia e urina escura, que são causadas pela estagnação da bile amarela que se retrai e é excretada pela pele e pela urina.

Os sintomas adicionais incluem falta de apetite, aversão a alimentos gordurosos, problemas digestivos, gosto amargo na boca, náusea, vômito, diarreia quente, língua vermelha com fina saburra amarela gordurosa e pulso rápido e escorregadio. Na Medicina Ocidental, a maioria desses sintomas são típicos de hepatite aguda ou inflamação da Vesícula Biliar, mas esse padrão também pode corresponder a herpes, secreções vaginais, dor nos testículos e eczema.

4. Vento do Fígado movendo-se internamente

Como o Fígado é o responsável pelo fluxo suave do Qi, quaisquer movimentos corporais anormais geralmente estão relacionados aos desequilíbrios do Fígado devido ao vento. Esse vento interno é considerado um padrão de excesso, mas ele pode surgir de uma variedade de causas, como deficiência do sangue, calor em excesso ou deficiência do Yin do Fígado.

Os sintomas básicos envolvem movimentos anormais, como tremores, espasmos, tiques, rigidez e convulsões. Vertigem, cefaleia e dificuldade para falar também podem ocorrer. Os sinais da língua e do pulso dependem do padrão subjacente que causou a agitação do vento, mas o pulso geralmente é fino, um sinal típico de desequilíbrio do Fígado.

Esse padrão é visto em pacientes com apoplexia (afecções cerebrais, com privação dos sentidos e dos movimentos) e naqueles com mal de Parkinson e em casos de convulsões associados a febre alta, tétano e hipertensão.

A acupuntura e a homeopatia podem ser um tratamento muito eficaz, como também a fitoterapia chinesa que dissipa o vento e o calor do Fígado.

5. Estagnação do Frio no canal do Fígado

O meridiano do Fígado circula nas áreas genitais; assim, as doenças localizadas nos órgãos reprodutores geralmente são associadas com um bloqueio nesse meridiano. Essa síndrome é caracterizada por dor na virilha, no baixo-ventre, nos ovários e nos testículos, e é aliviada pela aplicação de calor. Esse padrão geralmente corresponde a uma hérnia, mas também pode estar presente em desordens menstruais do tipo frio e infertilidade (por exemplo, endometriose).

6. Deficiência do Sangue do Fígado

Esta síndrome tem os sintomas típicos da deficiência do sangue: rosto e língua pálidos, vertigem, pele seca e pulso fino.

A condição dos olhos e das unhas são indicações do estado do Fígado; assim, os sintomas podem incluir unhas quebradiças e pálidas, visão borrada, coceira nos olhos, cegueira noturna e distorções visuais, como pontos e manchas flutuantes. O fluxo menstrual pode ser escasso ou inexistente e a falta de nutrição dos tendões pelo sangue do Fígado pode levar a dor, entorpecimento ou câimbras nas pernas.

Os possíveis diagnósticos ocidentais são: anemia, desnutrição, hipertensão, desordens menstruais e problemas oculares.

7. Deficiência de Yin do Fígado

Essa síndrome exibe os sinais usuais de: "calor nos cinco palmos" (calor nos pés, nas mãos e no peito), bochechas vermelhas, sudorese noturna, língua vermelha sem saburra e pulso fino e rápido. Sintomas adicionais específicos do Fígado são vertigem, irritabilidade e olhos secos e irritados.

8. Elevação do Yang do Fígado

Se a deficiência do Yin do Fígado continuar sem tratamento, o calor da deficiência sobe para a cabeça. Conhecida como elevação do Yang do Fígado, ela produz sintomas adicionais de cefaleia e raiva.

Esta é uma síndrome intermediária: mais severa que uma deficiência de Yin simples, mas menos severa do que a do Fogo do Fígado.

Os possíveis diagnósticos ocidentais são: anemia, hepatite crônica, hipertensão, problemas oculares, menopausa e desordens menstruais.

Vesícula Biliar – víscera acoplada ao Fígado

A Vesícula Biliar não está diretamente envolvida na absorção ou eliminação de Qi, nem do Jin-ye (líquidos orgânicos) e seus subprodutos. Essa víscera não possui o Qi turvo a ser eliminado do seu interior. Não se relaciona com impurezas e, por essa razão, influencia até Shen, o Espírito. Por esse motivo, além de víscera (Fu), a Vesícula Biliar é considerada também um órgão extraordinário.

Suas principais funções são as que seguem.

1. Armazenar o excedente do Qi do Fígado sob a forma de bile

Na visão da Medicina Tradicional Chinesa, a bile é formada a partir do Qi do Fígado. O Qi do Fígado tende ao excesso e a sua transformação em bile pela Vesícula Biliar ajuda a manter o Fígado equilibrado. A bile é a condensação do Qi do Fígado; fica armazenada na Vesícula Biliar e é injetada no intestino para ajudar na digestão.

2. Ajuda o Estômago e o Baço a transformar os alimentos

A bile é armazenada na Vesícula Biliar, quando chega ao intestino, ajuda na transformação e no transporte dos alimentos. Para realizar sua função, que é mantida pelo Fígado, a bile depende do livre fluxo de Qi. Se o fluxo de Qi está alterado, a bile pode ascender para a boca, prejudicando as funções do Estômago e do Baço-Pâncreas.

3. Ajuda o Fígado a promover o livre fluxo do Qi

Ao receber o excedente do Qi do Fígado, a Vesícula Biliar permite que o Fígado se mantenha em equilíbrio e, com isso, mantenha livre o fluxo do Qi. Caso haja obstrução ao fluxo da bile, o Qi do Fígado ficará bloqueado, levando a um acúmulo que poderá causar estagnação ou rebelião do Qi.

4. É a residência da Coragem e do Julgamento

Essas funções têm muita influência no Fígado, sede do Hun, o Espírito Etéreo, mas se expressam por meio da Vesícula Biliar. Se a função da Vesícula está comprometida, o paciente pode ficar tímido e indeciso.

5. Controla as articulações

A atividade das articulações é movida pelos músculos e pelos tendões, e por isso se relaciona com o Movimento Madeira. O Fígado também participa da função articular mantendo o livre fluxo de Qi e nutrindo as articulações com essência e sangue, tornando-as fortes. Mas sua mobilidade articular depende da Vesícula Biliar. Vários pontos de acupuntura utilizados no tratamento de doenças articulares situam-se no canal da Vesícula Biliar.

Fitoterapia brasileira para o Fígado

A nossa fitoterapia traz muitos benefícios para o Fígado. A seguir, veja as propriedades de algumas plantas, advertências e modo de uso.

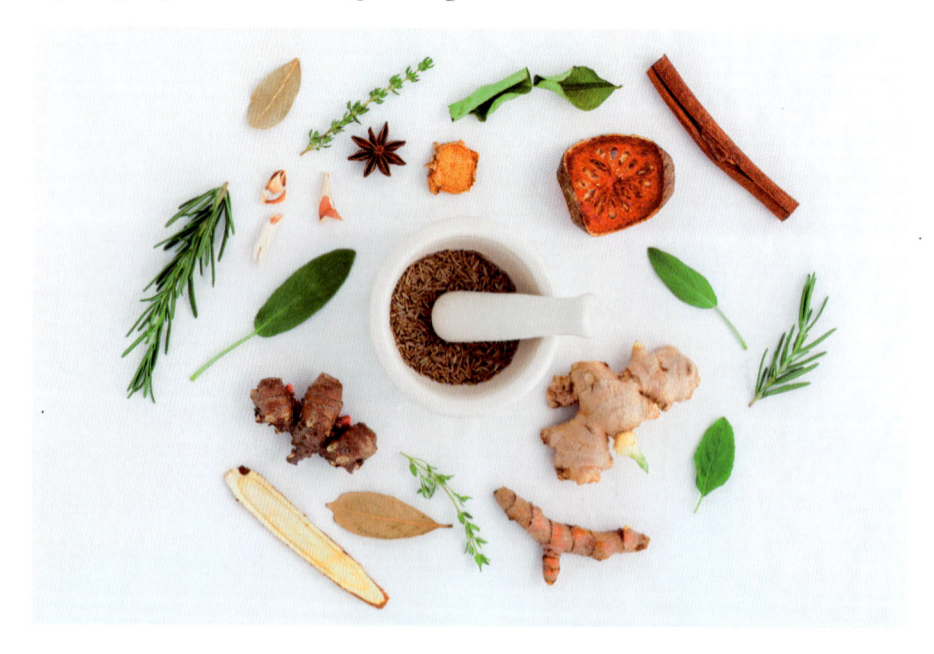

Açafrão: cúrcuma longa, ou açafrão-da-terra, ou açafrão-da-índia, proveniente da Índia na época do Brasil Colônia. É usada sua raiz.

INDICAÇÕES: colerética e colagoga, pois aumenta a produção de bile e fluidifica a bile; hepatoprotetora; antioxidante e protetora da mucosa gástrica; diminui o colesterol, pois aumenta a excreção de colesterol pela bile; diminui sua recaptação intestinal; anti-inflamatória, anti-viral, antifúngica, antibacteriana.

APRESENTAÇÃO: extrato seco puro, tintura alcoólica, pó usado na culinária.

MODO DE USO:
- Dosagem: 1 cápsula de 500 mg, 2 vezes ao dia.

Alcachofra: nome científico *Cynara scolymus*, também conhecida como alcachofra-hortense ou alcachofra comum.

As propriedades da alcachofra incluem sua ação antiesclerótica, depurativa do sangue, digestiva, diurética, laxante, antirreumática, antitóxica, hipotensora e antitérmica.

INDICAÇÕES: colerética e colagoga na insuficiência hepatobiliar; nos estados de excessos alimentares e alcoólicos; na prisão de ventre; como laxativo suave; como diurético; na redução das taxas de colesterol; nos distúrbios digestivos e nos tratamentos da obesidade.

ADVERTÊNCIAS: medicações com propriedades coleréticas devem ser evitadas em presença de obstrução das vias biliares e insuficiência hepatocelular grave. O uso de alcachofra natural, assim como de qualquer outro medicamento, deve ser evitado durante a gestação, notadamente nos três primeiros meses.

MODO DE USO:
- A alcachofra pode ser consumida in natura, em forma de salada crua ou cozida, chá ou em cápsulas industrializadas.
- As cápsulas da alcachofra devem ser consumidas antes ou depois das principais refeições do dia, com um pouquinho de água.

- Chá de alcachofra: colocar numa xícara de água fervente, de 2 a 4 gramas das folhas da alcachofra e deixar repousar por 5 minutos. Coar e beber em seguida.

Bardana: também conhecida como "gobó".

INDICAÇÕES: tem propriedades diuréticas, laxativas, antissépticas, depurativas, diaforéticas, estomáquicas e antidiabéticas.

MODO DE USO:

- Além dos usos mais conhecidos, como o uso externo, a bardana serve para outras indicações, como tratamentos de Fígado, nos casos de hepatites e cirrose, além de cálculos biliares. Seu uso como depurativo, para purificar o sangue, também é bastante conhecido, nesse caso sendo usadas suas raízes em decocção. As raízes também tratam doenças reumáticas, sendo excelente anti-inflamatório para tratar artrite; problemas renais e digestivos. Com essa parte da planta também é preparada uma pomada, para uso externo, para curar eczema, além de uma loção para queda de cabelos. As raízes dessa planta são comestíveis, podendo ser consumidas cruas ou cozidas. No Japão, inclusive, é cultivada uma variedade para o consumo das raízes e, na Europa, os brotos e as folhas tenras são consumidos como verduras.

- Como depurativo; colerético (aumenta o fluxo biliar); diurético (eliminação do ácido úrico) e laxativo: colocar 1 colher de sopa de raiz fatiada em 1 xícara de chá de água fervente. Deixar ferver por 5 minutos e manter abafado por mais 10 minutos. Coar e comer a raiz; o chá deve ser bebido 3 vezes ao dia, entre as principais refeições.

- Diurético: colocar em infusão 30 gramas de raiz de bardana em 3 xícaras de água fervente, deixando em repouso por 30 minutos. Coar e beber duas vezes ao dia.

Boldo-do-chile: proveniente do Chile, seu nome científico é *Peumus boldus*. INDICAÇÕES: antiespasmódica; colerético; aumenta a produção de bile; aumenta a secreção de suco gástrico; diminui os gases; trata a gastrite, estimula a digestão.

APRESENTAÇÃO: Chá de folhas secas, folhas maceradas em água fria, coadas e ingeridas.

MODO DE USO:
- Tintura: tomar 20 gotas com água, 2 ou 3 vezes ao dia.

Carqueja: também chamada de carqueja amarga, cujo nome científico é *Baccharis trimera*.

INDICAÇÕES: a carqueja amarga possui diversas propriedades medicinais, a saber: antianêmica, antiasmática, antibiótica, antidiarreica, antidiabética, antidispéptica, antigripal, anti-hidrópica, anti-inflamatória, antirreumática, aperiente, aromática, colagoga, depurativa, digestiva, diurética, emoliente, eupéptica, estimulante hepática, estomáquica, febrífuga, hepática, laxante, sudorífica, tenífuga, tônica e vermífuga.

MODO DE USO:
- Infusão: colocar as folhas em água quente, deixar descansar; tomar 2 xícaras do chá por dia.

Dente-de-leão: proveniente da Eurásia, seu nome científico é *Taraxacum officinale*.

INDICAÇÕES: aumenta a produção da bile; diminui a glicemia; é diurética e hipotensora – aumenta o suco gástrico e a saliva; bom para varizes e hemorroidas; antirreumática.

ADVERTÊNCIA: não usar em casos de obstrução das vias biliares.

MODO DE USO:
- Chá e tintura: consumir 20 gotas, 2 vezes ao dia.

Fitoterapia chinesa

Segundo a MTC, a direção normal do movimento do QI do Fígado é parcialmente ascendente e parcialmente exterior, a fim de assegurar o fluxo contínuo e uniforme do QI em todas as direções. Observa-se que a grande maioria das plantas brasileiras e fórmulas magistrais para o tratamento das síndromes do Fígado apresentam sabor amargo, o qual possui movimento para baixo e centrípeto, e tem propriedade de dispersar calor e apagar o fogo, dentre outras funções.

Na maioria das síndromes do Fígado ocorre uma ascensão de energia, um aumento do calor/fogo no organismo e o fluxo contínuo e homogêneo do Qi é alterado nas suas direções. Portanto, verifica-se que o sabor amargo é importantíssimo no tratamento, uma vez que controla todas essas alterações no funcionamento do Fígado.

Sugestões de fitoterapia chinesa para o Fígado podem ser encontradas nas patologias diversas que estão no glossário por ordem alfabética.

Capítulo 6

BAÇO

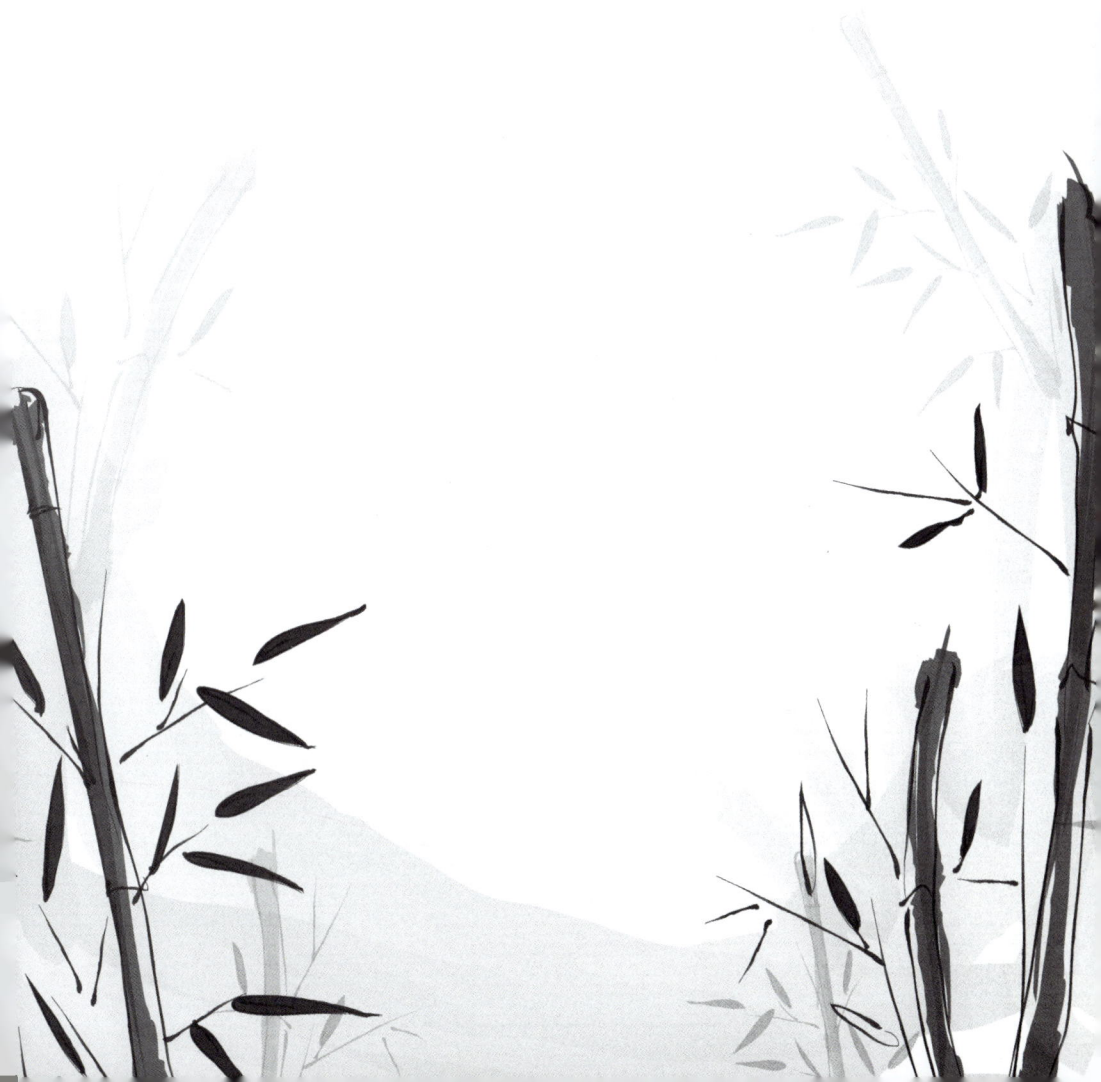

O Baço controla, armazena e destrói as células sanguíneas. Funciona como dois órgãos: a polpa branca faz parte do sistema de defesa (sistema imune) e a polpa vermelha remove os materiais inúteis do sangue (por exemplo, hemácias defeituosas).

BAÇO

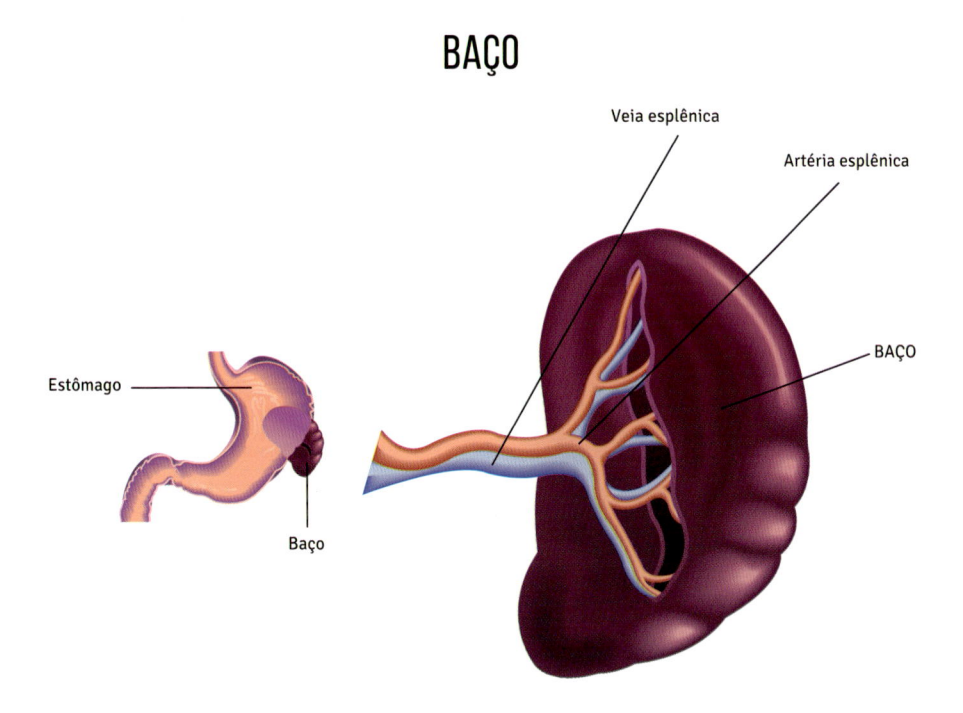

Certos leucócitos (glóbulos brancos) produzem anticorpos protetores (linfócitos) e têm um papel importante no combate às infecções. Os linfócitos são produzidos e amadurecem na polpa branca. A polpa vermelha contém outros leucócitos (fagócitos) que ingerem o material indesejado (por exemplo, bactérias ou células defeituosas) do sangue circulante.

A polpa vermelha controla os eritrócitos (glóbulos vermelhos) e determina quais são anormais, velhos demais, estão lesados ou não funcionam adequadamente, e os destrói. Consequentemente, a polpa vermelha é algumas vezes denominada cemitério de eritrócitos. Serve também como depósito de elementos do sangue, especialmente de leucócitos e plaquetas.

Em muitos animais, a polpa vermelha liberta esses elementos do sangue na circulação sanguínea quando o organismo necessita deles, mas em nós, seres humanos, essa liberação não representa uma função importante do Baço. Quando é realizada uma esplenectomia (remoção cirúrgica do Baço), o corpo perde parte da sua capacidade de produzir anticorpos protetores e de remover bactérias indesejáveis do sangue. Consequentemente, a capacidade de o corpo combater as infecções é reduzida. Após um breve período, outros órgãos (principalmente o Fígado) aumentam sua capacidade de combate às infecções para compensar essa perda e, por essa razão, o risco de infecção não dura toda a vida.

O Baço e a Medicina Chinesa

A principal função do Baço (também chamado por alguns livros chineses de Baço-Pâncreas) é auxiliar a digestão do Estômago, que é sua víscera. O termo Baço-Estômago comporta uma conotação de perfeita simbiose, maior do que qualquer outra dupla órgão-víscera no corpo humano.

O Baço é o sistema central na produção do Qi (energia), pois auxilia a digestão do Estômago por meio do transporte e da transformação das essências (Jing) alimentares, absorvendo a nutrição dos alimentos e separando as partes puras das impuras.

O Qi dos alimentos extraído pelo Baço é a base da formação do Qi do sangue e do Qi torácico no Pulmão. O Baço e o Estômago são responsáveis pela formação do Qi geral e do sangue; por isso, são chamados de *raiz do Qi pós-celestial*.

Funções do Baço

O Baço pode ter a ver com várias funções e até mesmo com sonhos:

1. Governar a transformação e o transporte
2. Controlar o sangue
3. Controlar os músculos e os quatro membros
4. Abrir-se na boca e manifestar-se nos lábios
5. Controlar a ascendência do Qi
6. Abrigar a mente
7. Sonhar com temas específicos

1. Governar a transformação e o transporte

O Baço transforma os alimentos e os líquidos ingeridos para deles extrair o Qi. Isso é chamado de Qi dos alimentos, sendo a base para a produção do Qi e do sangue. Transporta, ainda, o Qi dos alimentos e também as essências alimentares para várias partes do corpo. Separa as partes utilizáveis dos alimentos das não utilizáveis e redireciona o Qi dos Alimentos em ascendência para o Pulmão, a fim de se combinar com o ar e formar o Qi torácico, e para o coração, para formar o sangue.

Apesar de controlar o movimento de várias essências alimentares, o Baço também controla a transformação, a separação e a movimentação dos fluidos corpóreos (Jin-Ye). Separa a parte útil e inútil dos fluidos corpóreos ingeridos: a parte pura ascende para o Pulmão para ser distribuída para a pele, e a parte impura descende para os Intestinos, onde será separada.

Se essa função do Baço for normal, a transformação e os movimentos do fluidos corpóreos serão normais. Se essa função for afetada, os fluidos corpóreos não serão transformados nem transportados adequadamente, podendo haver um acúmulo para formar a umidade, a fleuma ou o edema. Além disso, o Baço também é afetado pela umidade externa, a qual pode obstruir sua função de transformar e transportar.

O Baço "gosta da secura"; isso significa que sua atividade de transformar e transportar pode ser facilmente afetada pelo consumo excessivo de líquidos frios e gelados. Ao contrário disso, o Estômago "gosta da umidade", ou seja, de alimentos com características úmidas. A associação da secura do Baço e da umidade do Estômago permite a digestão, a assimilação e a divisão dos alimentos.

*O Baço dirige a transformação e o
transporte dos alimentos e controla o sangue.
O Estômago governa a recepção e a decomposição dos alimentos.
O Baço faz subir. O Estômago faz descer.*

2. Controlar o Sangue

Na Medicina Chinesa, diz-se que o Baço mantém o sangue nos vasos sanguíneos. Se o Qi do Baço for saudável, o sangue circula normalmente e permanece nos vasos. Já se o Qi do Baço for deficiente, o sangue poderá sair dos vasos, resultando em hemorragias.

Além de prevenir hemorragias, o Baço também tem um papel importante na elaboração do sangue. Na verdade, é o órgão que extrai o Qi dos alimentos e forma o sangue no Coração, com o auxílio do Qi do Rim.

3. Controlar os músculos e os quatro membros

O Baço extrai o Qi dos alimentos para nutrir todos os tecidos do organismo. Esse Qi refinado é transportado por todo o organismo por ele. Se o Baço for forte, o Qi é direcionado para os músculos, particularmente os dos membros. Se o Qi do Baço estiver debilitado, o Qi refinado não poderá ser transportado para os músculos e a pessoa se sente cansada, os músculos ficam fracos e, nos casos mais severos, podem até atrofiar. O cansaço é queixa comum em pessoas com Baço deficiente.

O estado do Baço é um dos fatores mais importantes na determinação da quantidade de energia física que a pessoa tem.

4. Abrir-se na boca e manifestar-se nos lábios

A ação de mastigar prepara os alimentos para o Baço transformar e transportar sua essência alimentar. Por essa razão, a boca apresenta uma função de relacionamento com o Baço.

Quando o Qi do Baço for normal, o paladar será bom e os lábios ficarão umedecidos e rosados.

Se o Qi do Baço for anormal, pode afetar o paladar ou a presença de um paladar incomum, anorexia (falta de apetite), e os lábios podem ficar empalidecidos e secos.

Se o Baço apresentar calor, os lábios tenderão a ficar ressecados e o paciente pode reclamar de paladar doce.

5. Controlar a ascendência do Qi

O Baço produz um efeito de "elevação" ao longo da linha média do corpo. Essa é a força que faz os sistemas internos permanecerem no local correto. Se o Qi do Baço e sua função de "elevar o Qi" estiverem deficientes, poderá ocorrer prolapso de vários órgãos, tais como útero, estômago, rim, bexiga ou ânus.

A união do Qi do Baço (ascendente) e do Qi do Estômago (descendente) é importante para o movimento adequado do Qi no organismo durante a digestão, de maneira que o Qi puro é direcionado em ascendência para o Baço, e o impuro, em descendência para o Estômago. O Qi conecta-se em ascendência para o Pulmão, e o Coração, e em descendência para o Fígado e o Rim.

Se esses movimentos ascendentes e descendentes do Qi ocorrerem de forma coordenada, poderá o Yang puro ascender para os orifícios (órgãos dos sentidos) superiores e o Yin impuro descender para os orifícios inferiores.

6. Abrigar a mente

O Baço é a "residência do pensamento". Isso quer dizer que esse órgão influencia nossa capacidade de pensar, estudar, se concentrar, determinar e memorizar. Baço, Coração e Rim influenciam o pensamento de formas diferentes, como veremos a seguir.

- **Baço:** influencia nossa capacidade para o pensamento, para o estudo, a concentração e a memorização do trabalho ou de assuntos escolares.

- **Coração:** abriga a mente e influencia o pensamento no sentido de nos capacitar a pensar claramente quando enfrentamos problemas na vida, afetando a memória sobre coisas passadas.

- **Rim:** nutre o Cérebro e influencia a memória recente do dia a dia. Por exemplo, numa idade avançada, há um declínio da essência Jing do Rim que falha para nutrir o Cérebro. Por essa razão, muitas pessoas idosas esquecem com frequência eventos recentes (devido à debilidade do Rim), mas podem lembrar de eventos antigos (o que depende do Coração). De outro modo, uma pessoa pode ter memória extraordinária para trabalho e estudos (o que depende do Baço) e esquecer coisas cotidianas (o que depende do Rim).

7. Sonhar com temas específicos

Se o Baço for deficiente, sonha-se com fome ou com abismos em montanhas e pântanos (lugar úmido). Se estiver em excesso de energia, sonha-se com cantorias e algo pesado.

Síndromes Chinesas do Baço

As síndromes chinesas do Baço são:

1. Qi do Baço e do Estômago vazios
2. Yang do Baço vazio
3. Qi do Baço desmoronado

4. Baço não segura o sangue
5. Frio e umidade em excesso no Baço
6. Umidade e calor no Baço e no Estômago

1. Qi do Baço e do Estômago vazios

- **Causas:** excesso alimentar (açúcar, gorduras e alimentos crus), fadigas excessivas, ataque do Fígado em excesso ao Baço--Estômago, vômitos importantes e diarreia profusa.

- **Sintomas:** perda de apetite; distensão abdominal após as refeições; diarreia (os três justificam-se, pois as funções de recepção e transporte estão comprometidas); arquejo, suspiro; dispneia para falar; membros cansados; emagrecimento; cor macilenta do rosto; língua pálida com saburra branca (devido à deficiência da produção de Qi do Sangue).

Na Medicina Ocidental são observados os seguintes sintomas: distúrbios da função do intestino; úlcera gástrica crônica; diarreia crônica; disenteria crônica (diarreia com pus); tuberculose intestinal; hepatite crônica; cirrose hepática.

2. Yang do Baço vazio

- **Causas:** vazio de Qi do Baço e do Estômago; alimentação insuficiente – alimentos frios e crus –, medicamentos refrescantes do Estômago.

Todas essas causas diminuem o Yang do Baço, levando a uma produção de frio, que gerará sintomas como falta de apetite; ventre dilatado; evacuações líquidas e edemas (inchaços); leucorreia (corrimento vaginal branco); membros frios (não há transporte de alimentos e calor para as extremidades).

Na Medicina Ocidental são observados os seguintes sintomas: úlcera gástrica crônica; enterite crônica; edemas; leucorreia; hepatite crônica; metrorragia (hemorragia menstrual); úlceras hemorrágicas.

3. Qi do Baço Desmoronado

Ocorre em decorrência de diarreias crônicas, que por sua vez leva a um agravamento do vazio do Baço. Normalmente, o Qi do Baço tem como finalidade levantar o Yang puro e de participar da elaboração do Qi essencial, chamado de Zong Qi (formado pelo Qi dos alimentos e pelo Qi do ar). Se o Qi do Baço estiver desmoronado, o Yang não pode elevar-se, levando assim aos sintomas apresentados a seguir:

ॐ **Sintomas:** vertigens; visão ofuscada; respiração curta; voz fraca; asma (excesso de umidade); dilatações abdominais; transpiração espontânea (Qi vazio não fortifica a superfície); ptoses[2] ou prolapsos dos órgãos (o Qi deficiente não segura).

Na Medicina Ocidental provoca queda dos órgãos: ptose gástrica, ptose retal, prolapso anal e prolapso uterino.

4. Baço não segura o Sangue

ॐ **Causas:** enfraquecimento do Qi do Baço devido à doença prolongada, que suscita um vazio do Qi mediano, o qual perde sua capacidade de segurar o sangue nos vasos. Quando o sangue não é mais retido nos vasos, extravasa e pode se espalhar por todos os lugares.

ॐ **Sintomas:** hematúria (sangue na urina); enterorragia (sangue nas fezes); hematêmese (vômitos com sangue); hematoma e equimoses na pele; menorragia (sangramento entre períodos menstruais); metrorragia (excesso menstrual); além dos sintomas de vazio já referidos: perda do apetite, diarreia, etc.

Na Medicina Ocidental são observados os seguintes sintomas: metrorragias funcionais (hemorragias uterinas); hemorroidas; púrpura trombocitopênica (diminuição das plaquetas); anemia aplástica (falta de produção de glóbulos vermelhos).

---

2. Ptose significa descida, queda.

5. Frio e Umidade em excesso no Baço

ᶜᵛ **Causas:** bebidas frias ou geladas demais; consumo exagerado de frutas cruas e frias ou geladas (especialmente melancia), que leva à penetração de frio e de umidade no aquecedor mediano (região do meio do abdômen); estadia em ambiente úmido; pegar chuva em demasia; banhos em demasia. O acúmulo de frio e umidade provoca mau funcionamento "do transporte e da transformação" e "da subida e da descida", suscitando falta de apetite, náuseas, diarreia e edemas.

Na Medicina Ocidental são observados os seguintes sintomas: diarreia crônica; leucorreia (corrimento vaginal); gastrite crônica; icterícia (forma Yin).

6. Umidade e Calor no Baço e no Estômago

ᶜᵛ **Causas:** calor de origem externa se acumulam tanto no Baço quanto no Estômago; excessos alcoólicos – após a fermentação se transformam em calor-umidade, que se acumulam no Baço e no Estômago.

ᶜᵛ **Sintomas:** desregramento na absorção, no transporte e na transformação; na subida e na descida; originando sintomas de repleção abdominal com sensação de massas e bolas no Estômago, na garganta; nojo do alimento; náuseas; vômitos; diarreia; oligúria (diminuição de urina); bile espessa (o calor-umidade do Baço e do Estômago vão para o Fígado – contradominância).

Na Medicina Ocidental são observados os seguintes sintomas: icterícia de hepatites agudas (forma Yang); colecistites agudas (inflamação aguda da Vesícula – o que é grave e leva à cirurgia de urgência); cálculo biliar ou do colédoco; necrose aguda ou subaguda do Fígado; hepatite grave; impetigo (infecção com pústulas de pele).

Quanto maior for o calor, maior será a gravidade da doença, seja qual órgão ou meridiano acometer. O grande acúmulo de calor é chamado calor tóxico e gerará infecções bacterianas em qualquer parte do corpo, conforme suas deficiências.

Estômago – víscera acoplada ao Baço

O Estômago é a víscera tradicionalmente associada ao Baço--Pâncreas; esses órgãos envolvem-se intimamente e têm ligações bastante comuns na fisiologia e na patologia.

O Estômago (Wei) é o mar dos grãos e da água, dos alimentos e dos líquidos, e tem a função de receber e preparar o alimento e a bebida. A transformação dos alimentos se inicia no Estômago, em que a parte mais pura vai, por meio da função do Baço-Pâncreas para o Pulmão (Fei), onde se torna energia, sangue e líquidos orgânicos. A parte mais densa e mais turva é encaminhada para o Intestino Delgado (Xiao Chang), para se fazer a digestão e separar o puro do impuro dos alimentos contidos nessa víscera.

As funções do Baço-Pâncreas e do Estômago são complementares; enquanto o primeiro governa o movimento de subida das frações mais puras do alimento, o segundo promove a descida daquelas que são menos puras.

Se a força de descida do Estômago está prejudicada e o Qi (energia) do Estômago forma uma contracorrente, pode haver arrotos, náuseas, vômitos, dor epigástrica, desconforto e distensão abdominal.

Síndromes Chinesas do Estômago

1. Frio no Estômago

- ∞ **Causas:** ocorre logo após a ingestão de alimentos contaminados, crus ou frios, ou porque o ventre e o Estômago foram expostos ao frio; este então se acumula no Estômago e provoca a doença.

- ∞ **Sintomas:** o frio desloca o Yang (calor) do Estômago, ocasionando no epigástrio (alto do Estômago) frio e dor. Os humores (fluidos) sobem em sentido contrário e há regurgitação de líquidos claros e gases; ausência de sede; língua pálida e com saburra branca. O uso de calor local no Estômago alivia os sintomas.

Na Medicina Ocidental são observados os seguintes sintomas: gastrite crônica e úlcera gastroduodenal.

2. Fogo no Estômago

- **Causas:** Yang do Estômago naturalmente potente demais; emoções fortes; excitação psíquica que se transforma em fogo; calor perverso vindo de fora; excesso de alimentos picantes e quentes e de bebidas alcoólicas.

- **Sintomas:** ardor no Estômago; azia (pirose); desejo de bebidas frescas; sentir-se esfaimado (aumento do desejo de comer); propenso a emagrecer (nem sempre); vômitos pós-prandiais; hálito fétido; estomatites; gengivites; sangramento de gengivas; obstipação; língua vermelha com saburra amarela; pulso deslizante e rápido.

Na Medicina Ocidental são observados os seguintes sintomas: periodontites; odontalgias; tendências a doenças infectocontagiosas; diabetes; doenças ulcerosas; úlcera péptica.

A alimentação para melhor funcionamento do Baço pode ser exatamente a mesma proposta para o Fígado (vide capítulo do Fígado). Basicamente o Baço-Pâncreas não metaboliza os excessos de doces, líquidos, alimentos gelados, gordurosos e carboidratos, como farinha de trigo. Sugerimos alimentos bem passados, grelhados de carnes brancas, alimentos menos úmidos, usar mais farofas e legumes cozidos. Evitar ao máximo alimentos crus e frios à noite; nada gelado e com gás.

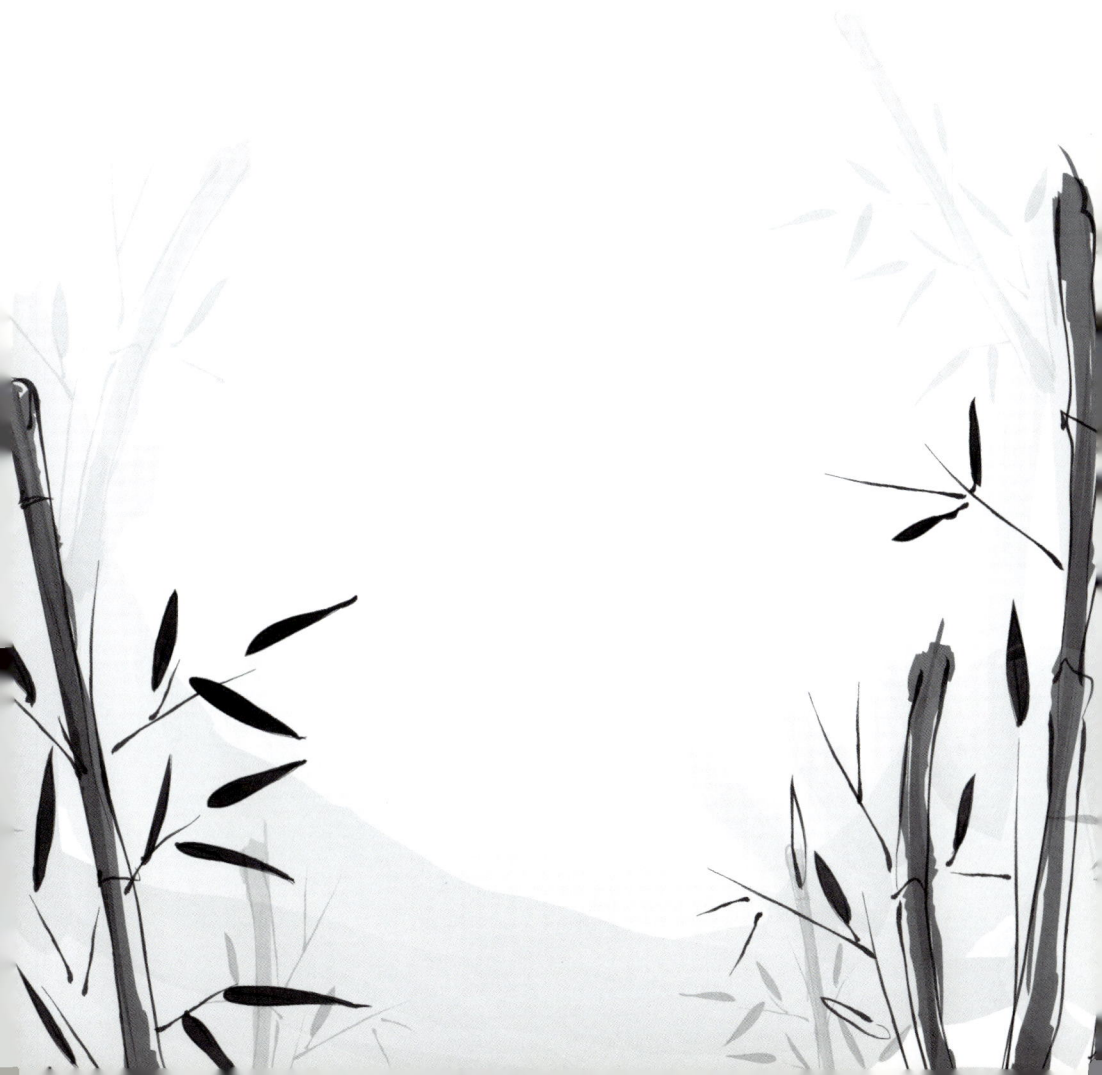

Capítulo 7

PULMÃO

Os Pulmões do ser humano são os principais órgãos do sistema respiratório da espécie, responsáveis pelas trocas gasosas entre o ambiente e o sangue. São dois órgãos de forma piramidal, de consistência esponjosa medindo mais ou menos 25 cm de comprimento.

SISTEMA RESPIRATÓRIO

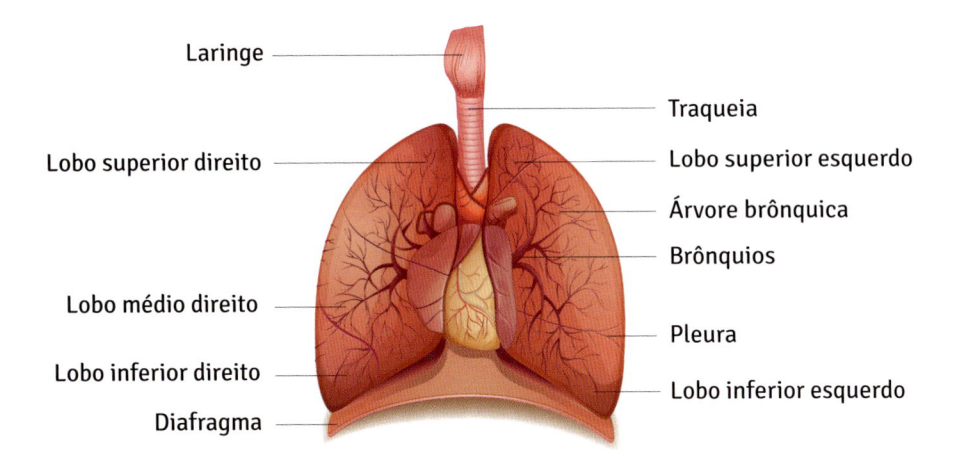

Os Pulmões são compostos de brônquios que se dividem em bronquíolos e alvéolos pulmonares. Os alvéolos totalizam-se em cerca de 350 milhões e são estruturas saculares (semelhantes a sacos) que se formam no final de cada bronquíolo e têm em sua volta os chamados capilares pulmonares. Nos alvéolos se dão as trocas gasosas ou hematose pulmonar entre o meio ambiente e o corpo, com a entrada de oxigênio na hemoglobina do sangue e saída do gás carbônico dos capilares para os alvéolos.

A importância da respiração é bastante clara. Além da função básica de nos manter vivos, células, tecidos e órgãos não podem trabalhar sem oxigênio. Composto pelas narinas, condutos da respiração e dos pulmões, o sistema respiratório dá vida e limpa toxinas e detritos de todo o corpo.

Anatomia do Pulmão

Os Pulmões são órgãos essenciais na respiração. São dois órgãos situados um de cada lado, no interior do tórax, onde se dá o encontro do ar atmosférico com o sangue circulante, ocorrendo, então, as trocas gasosas (hematose). Eles se estendem do diafragma até um pouco acima das clavículas e estão justapostos às costelas. Os Pulmões têm, em média, o peso de 700 gramas e a altura de 25 centímetros.

O Pulmão direito é mais espesso e mais largo do que o esquerdo. Ele também é um pouco mais curto, pois o diafragma é mais alto no lado direito para acomodar o Fígado. O Pulmão esquerdo tem uma concavidade, que é a incisura cardíaca. Cada Pulmão tem uma forma que lembra uma pirâmide com um ápice, uma base, três bordas e três faces.

O Ápice do Pulmão está voltado cranialmente e tem forma levemente arredondada. No corpo, o ápice do Pulmão atinge o nível da articulação esternoclavicular.

O Pulmão direito apresenta-se constituído por três lobos divididos por duas fissuras. Uma fissura oblíqua, que separa o lobo inferior dos lobos médio e superior, e uma fissura horizontal, que separa o lobo superior do lobo médio.

A pleura é uma membrana serosa de dupla camada que envolve e protege cada Pulmão. A camada externa, denominada pleura parietal, é aderida à parede da cavidade torácica e ao diafragma. A camada interna, a pleura visceral, reveste os próprios Pulmões, aderindo-se intimamente à superfície do Pulmão e penetrando nas fissuras entre os lobos.

Entre as pleuras visceral e parietal se encontra um pequeno espaço, a cavidade pleural, que contém pequena quantidade de líquido lubrificante, secretado pelas túnicas. Esse líquido reduz o atrito entre as túnicas, permitindo, durante a respiração, que deslizem facilmente uma sobre a outra.

Funções dos Pulmões

A principal função dos Pulmões é promover a troca gasosa contínua entre o ar inspirado e o sangue da circulação pulmonar, fornecendo oxigênio (O_2) e removendo dióxido de carbono (CO_2). A vida depende da realização contínua e eficiente desse processo, mesmo em condições alteradas por doenças ou por ambiente desfavorável.

Fisiologia do Sistema Respiratório

Na respiração pulmonar, o ar entra e sai dos Pulmões devido à contração e ao relaxamento do diafragma. Quando o diafragma se contrai, ele diminui a pressão nos Pulmões e o ar que está fora do corpo entra rico em oxigênio; esse processo é chamado de inspiração. Quando o diafragma relaxa, a pressão dentro dos Pulmões aumenta e o ar que estava dentro agora sai com o dióxido de carbono; esse processo é denominado expiração.

Ninguém consegue ficar sem respirar por mais de alguns minutos, porque a concentração de dióxido de carbono no sangue fica tão alta, que o corpo não consegue mais fornecer energia para as células. O bulbo (parte do sistema nervoso que forma o encéfalo) manda impulsos nervosos para o diafragma e os músculos intercostais, para que se contraiam e a respiração volte a ser executada normalmente.

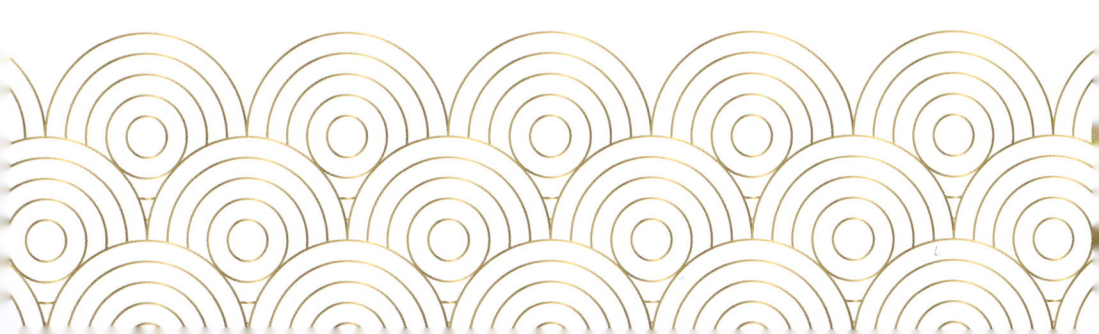

O Pulmão e a Medicina Chinesa

Função do Pulmão

O Pulmão comanda a respiração, governa o Qi (energia), dirige a difusão-purificação-descida da energia e também regula a via das águas.

Há órgãos correlatos: o nariz é o órgão dos sentidos ligado ao Pulmão, sua correspondência externa é a pele, portanto, o Pulmão controla a pele e o Qi defensivo.

Fatores patogênicos

O Pulmão é o primeiro sistema a ser afetado pelos agentes agressores externos, tais como vento, frio, calor, umidade, fogo e secura.

Os fatores patogênicos externos lutam contra o Qi defensivo (presente na pele) e dificultam as funções de purificação e descida do Pulmão. Esse padrão é chamado de excesso, gerando sintomas de dor de cabeça, dores generalizadas, aversão ao frio, secreção nasal e espirros, que para nós são os sintomas de gripe.

Os fatores mais comuns de ataque contra o Pulmão são: vento-frio e vento-calor; o vento faz a penetração do frio ou calor para dentro do corpo.

Quando o organismo é atacado pelos fatores patogênicos externos, a porção exterior do Pulmão (ou a porção do Qi defensivo do Pulmão na pele) é invadida e não o sistema pulmonar em si. O padrão, portanto, é exterior, embora possa ocorrer tosse.

O Pulmão também é afetado pela secura, uma vez que é um sistema que necessita de certa quantidade de umidade para funcionar adequadamente. O tempo excessivamente seco pode, portanto, fazer com que o Pulmão se torne seco, resultando em sintomas como tosse e garganta e pele secas.

A umidade não ataca diretamente o Pulmão, exceto quando combinada com o vento, dando origem aos sintomas exteriores usuais de gripe, mas também prejudica a função de regularizar as águas, resultando em edema facial e urina escassa; isso quer dizer que o Pulmão perde a capacidade de descender os fluidos (águas).

Emoções do Pulmão

As emoções que se relacionam ao Pulmão são a angústia e a tristeza. A tristeza prolongada dispersa o Qi e a angústia contínua estagna o Qi. A tristeza prolongada causa uma deficiência de Qi do Pulmão e a angústia contínua provoca a estagnação do Qi no tórax que afeta o Pulmão (sensação de desconforto e pressão no peito).

Estilo de vida

Permanecer sentado por muitas horas, curvado sobre uma escrivaninha, e a falta de exercícios podem debilitar o Pulmão, porque o tórax fica obstruído e a respiração adequada é dificultada.

Padrões de desequilíbrio do Pulmão na Medicina Chinesa

- **Padrão de deficiência:** deficiência do Qi do Pulmão; deficiência do Yin do Pulmão; secura do Pulmão.
- **Padrão de excesso:** invasão do Pulmão pelo vento-frio; invasão do Pulmão pelo vento-calor; invasão do Pulmão pelo vento-água; fleuma-umidade obstruindo o Pulmão; fleuma-calor obstruindo o Pulmão; fleuma-fluidos corpóreos obstruindo o Pulmão.

1. Deficiência do Qi do Pulmão

O Pulmão governa o Qi (energia) e a respiração. Quando o Qi é deficiente, a respiração fica mais curta, principalmente ao se fazer exercício físico.

É o Pulmão que envia o Qi em descendência (para baixo); se o Qi do Pulmão for deficiente, não poderá descender e provocará tosse.

O Qi deficiente do Pulmão afeta a passagem das águas, isto é, os fluidos pulmonares não podem ser transformados e secos, fazendo surgir uma expectoração aquosa.

O Pulmão influencia a pele e controla o Qi defensivo que regulariza a abertura e o fechamento dos poros. Quando o Qi do Pulmão está debilitado, o Qi defensivo é débil nas camadas da pele e os poros se tornam flácidos, deixando a sudorese sair. O Qi defensivo também apresenta a função de aquecer a pele e os músculos, daí a indisposição ao frio quando existir deficiência do Qi do Pulmão.

São várias as causas de deficiência do Qi do Pulmão: debilidade hereditária (por exemplo, familiares com tuberculose – nesses casos a língua apresenta rachaduras pequenas e transversais no local do Pulmão, logo atrás da ponta); inclinação prolongada sobre uma escrivaninha por muitas horas seguidas; ataque de vento-frio ou vento-calor (nesse caso a língua apresentará saburra fina branca e amarela na área do Pulmão, mais próximo à ponta).

Os sintomas da deficiência do Qi do Pulmão são: falta de ar (dispneia); tosse; expectoração aquosa; voz debilitada; sudorese diurna; indisposição para falar; indisposição ao frio; compleição branca e brilhante; propensão a gripes e cansaço.

2. Deficiência do Yin do Pulmão

É caracterizada pela falta de líquidos corpóreos, resultando em secura. Quando a deficiência de Yin é prolongada, há calor-vazio.

A deficiência do Yin do Pulmão pode ser proveniente da deficiência do Qi do Pulmão após um longo período de tempo.

No Estômago, a deficiência do Yin (comer tarde da noite ou com pressa) e deficiência do Yin do Rim (excesso de trabalho por um período longo de tempo) podem levar à deficiência do Yin do Pulmão.

Os sintomas da deficiência do Yin do Pulmão são: tosse seca ou com pouca expectoração e pegajosa; expectoração com sangue; febre baixa à tarde; sensação de calor à tarde ou ao entardecer, com termômetro medindo a temperatura normal; rubor facial; sudorese noturna; calor dos cinco palmos (tórax, palma das mãos e sola dos pés); insônia; boca e garganta secas; voz rouca; prurido na garganta.

3. Secura do Pulmão

É um estágio que precede a deficiência de Yin, já apresentando aqui o começo da deficiência dos líquidos corpóreos. As causas da secura do Pulmão são:

- ∾ **Causa exterior,** por invasão da secura provocada por longos períodos de tempo seco e quente.

- ∾ **Causa interior,** por deficiência do Yin do Estômago, proveniente de dieta irregular, como preocupação com trabalho durante as refeições, comer tarde da noite e rápido e passar longos períodos sem comer.

Os sintomas da secura do Pulmão são: tosse, pele, garganta e bocas secas; sede e voz rouca; língua seca.

4. Invasão do Pulmão pelo vento-frio (padrão de excesso)

Neste estágio, o vento-frio exterior ataca a camada do Qi defensivo do sistema do Pulmão, resultando em febre. Todavia, se o fator agressor não for muito forte, ou se o Qi defensivo não reagir, poderá não ocorrer febre (atenção: a febre demonstra boa ação de defesa do organismo).

A exposição ao vento-frio causa debilidade relativa do Qi do organismo em relação ao fator patogênico num determinado tempo. Isso explica por que pegamos gripe a qualquer momento, mesmo sem termos enfrentado frio forte – ar-condicionado; correntes de ar (vento encanado).

Sintomas da invasão do Pulmão pelo vento-frio: tosse; febre; prurido na garganta; secreção nasal com muco claro e aquoso; espirro; aversão ao frio; dor de cabeça occipital (nuca); dores generalizadas; língua com saburra branca e fina.

5. Invasão do Pulmão por vento-calor (padrão de excesso)

O vento, nesse caso, combina-se com o calor, ocorrendo mais febre. O fator patogênico obstrui a circulação do Qi defensivo, que não pode aquecer os músculos, gerando também aversão ao frio.

As causas de invasão do Pulmão por vento-calor são: exposição ao clima quente com vento; aquecimento central em domicílios fechados; fontes de calor no trabalho como cozinhas, siderúrgicas, etc.

Os sintomas da invasão de vento-calor no Pulmão são: tosse; febre; aversão ao frio; dor de garganta forte; secreção nasal amarela; dor de cabeça; dores generalizadas; sudorese leve; sede; amigdalite; língua vermelha nas laterais e na ponta; saburra fina branca ou amarela.

6. Invasão do Pulmão por vento-água

Na invasão do Pulmão por vento-água, ocorre ataque de vento-frio e umidade, dificultando a função de passagem das águas, resultando em edema facial. O Pulmão não pode direcionar os fluidos em descendência, causando também urina escassa.

A principal causa da invasão do Pulmão por vento-água é a exposição ao vento-frio e à umidade externos, como chuvas com vento e frio.

Os sintomas da invasão do Pulmão por vento-água são: edema ocular e facial repentinos, espalhando-se pelo corpo todo gradualmente; compleição brilhante e lustrosa de coloração pálida; a aversão ao vento é forte; febre; tosse e dispneia; língua com saburra branca e escorregadia.

7. Fleuma-umidade obstruindo o Pulmão

É um padrão de excesso de natureza crônica, caracterizado pelo padrão de excesso-frio-interior. É originado por uma disfunção do Baço na sua função de transformar e transportar os fluidos, que se acumulam para formar a fleuma (umidade). O Baço produz a fleuma e o Pulmão a estoca. A fleuma obstrui o Pulmão e dificulta sua função de descender, por isso, há tosse.

Nessa condição, o paciente não se sente bem quando deitado; prefere permanecer sentado ou inclinado, já que a obstrução da fleuma no tórax piora na posição horizontal; isso é típico no paciente asmático.

As causas da obstrução do Pulmão pela fleuma são: deficiência do Qi ou do Yang do Baço; ataques recorrentes de frio-umidade exteriores; consumo excessivo de alimentos gordurosos e/ou frios, crus e gelados.

Os sintomas da obstrução do Pulmão pela fleuma são: tosse crônica sob a forma de crises; expectoração abundante e de coloração clara; expectoração fácil; compleição branca e pálida; plenitude torácica; sensação de bloqueio no peito; dispneia (falta de ar); aversão a permanecer deitado; língua com saburra branca, pegajosa e espessa.

8. Fleuma-calor obstruindo o Pulmão

É uma condição crônica de excesso-calor-interior, similar à anterior de fleuma-umidade, mas acompanhada de calor. Nas condições crônicas a fleuma pode facilmente combinar-se ao calor.

As causas da obstrução do Pulmão por fleuma-calor são: consumo excessivo de alimentos gordurosos e quentes (por exemplo: carne frita, álcool e alimentos picantes e oleosos); fumar; invasão de vento-calor exterior; tosse em forma de latido.

Os sintomas da obstrução do Pulmão pela fleuma calor são: expectoração de coloração amarela, verde ou escura e profusa com odor desagradável; dispneia; asma e plenitude torácica; língua vermelha, com saburra amarela, espessa e pegajosa.

9. Fleuma-fluidos obstruindo o Pulmão

Também chamada de fleuma-líquido, é uma condição crônica da fleuma no Pulmão. Esse padrão é caracterizado por um tipo particular de fleuma que é muito aquoso, diluído e espumoso. Isso indica uma condição crônica e um organismo debilitado. É originado por deficiência do Yang do Baço e do Pulmão.

As causas da obstrução do Pulmão pela fleuma-líquido são: deficiência crônica do Yang do Baço, que pode ser causada pelo excesso de esforço físico ou dieta irregular por um longo período. Por exemplo: consumo excessivo de alimentos oleosos, frios e crus.

Os sintomas da obstrução do Pulmão pela fleuma-líquido são: tosse; dispneia; sons em forma de respingo no tórax (bolhas estourando); vômito de expectoração aquosa, branca e espumosa; calafrios; tosse que pode ser desencadeada por um susto; língua pálida com saburra branca, espessa e pegajosa.

Padrões combinados do Pulmão

Existem padrões combinados de deficiência chamadas síndromes complexas (consultar as síndromes dos outros órgãos descritas nos outros capítulos).

- **Exemplos:** deficiência do Qi do Pulmão e do Yang do Rim; deficiência do Yin do Pulmão e Rim (água fluindo em abundância no Pulmão); fogo do Fígado invadindo o Pulmão; deficiência do Qi do Baço e do Pulmão.

Dieta para o Pulmão

A dieta apresenta uma influência importante na função do Pulmão. O consumo excessivo de alimentos frios e crus podem gerar umidade interna que afeta o Baço, sendo frequentemente "estocada" no Pulmão. Diz-se na Medicina Chinesa que ocorre interdependência do Baço com o Pulmão. Por essa razão, indivíduos com bronquite e asma não devem consumir alimentos frios e crus em excesso, bem como não devem ingerir nada gelado.

Além dos alimentos crus e frios, o consumo excessivo de laticínios também apresenta o mesmo efeito sobre o Pulmão, originando a fleuma.

Intestino Grosso – víscera acoplada ao Pulmão

Funções

O Intestino Grosso (Da Chang) recebe a fração impura dos produtos de transformação dos alimentos e do Intestino Delgado (Xiao Chang) que os movimenta para baixo, absorvendo a água e eliminando o restante em forma de fezes.

Padrões de desarmonia

Embora o Intestino Grosso (Da Chang) seja acoplado ao Pulmão, a desarmonia dessas vísceras está mais ligada às do Baço/Pâncreas e Estômago/Intestino Delgado do que com as do Pulmão.

O Qi deficiente do Intestino Grosso está relacionado à deficiência de Yang do Baço (Pi), e a umidade-frio do Intestino Grosso é frequentemente associada a invasão de frio e umidade no Baço.

O calor e a umidade no Intestino Grosso (apendicite, abscesso intestinal, constipação intestinal) estão associados à umidade-calor no Baço.

Os dois sintomas mais comumente associados com o Intestino Grosso são a constipação e a diarreia. Ambos são sintomas e podem estar associados a ampla variedade de padrões – ao frio ou ao calor, à deficiência ou à estagnação de Qi, embora a constipação esteja mais associada à secura e à diarreia com a umidade.

As causas mais frequentes de diarreia e constipação são: depressão do Qi do Fígado ou com estagnação de sangue no Fígado; frio com invasão de umidade, levando à diarreia aquosa; deficiência do Qi e Yang do Baço/Pâncreas, fezes soltas com restos de alimentos; deficiência crônica do Yang do Rim, que gera frio e umidade crônicos, manifestando diarreia a qual se caracteriza pela necessidade premente de evacuar de manhã; acúmulo de calor seco, que pode aumentar a evacuação com fezes secas e a constipação; acúmulo de umidade-calor, que pode ocasionar diarreia de começo agudo, com sensação de ardor no ânus; febre e dor abdominal; secura no Intestino Grosso, que pode estar associada ao calor ou ao esgotamento de líquidos orgânicos no Intestino Grosso, ou com deficiência de sangue, que resulta em constipação acompanhada de tontura, face descorada, lábios e unhas pálidas; deficiência de Qi, que gera constipação, com sensação de cansaço após a defecação, porém, com as fezes não ressecadas.

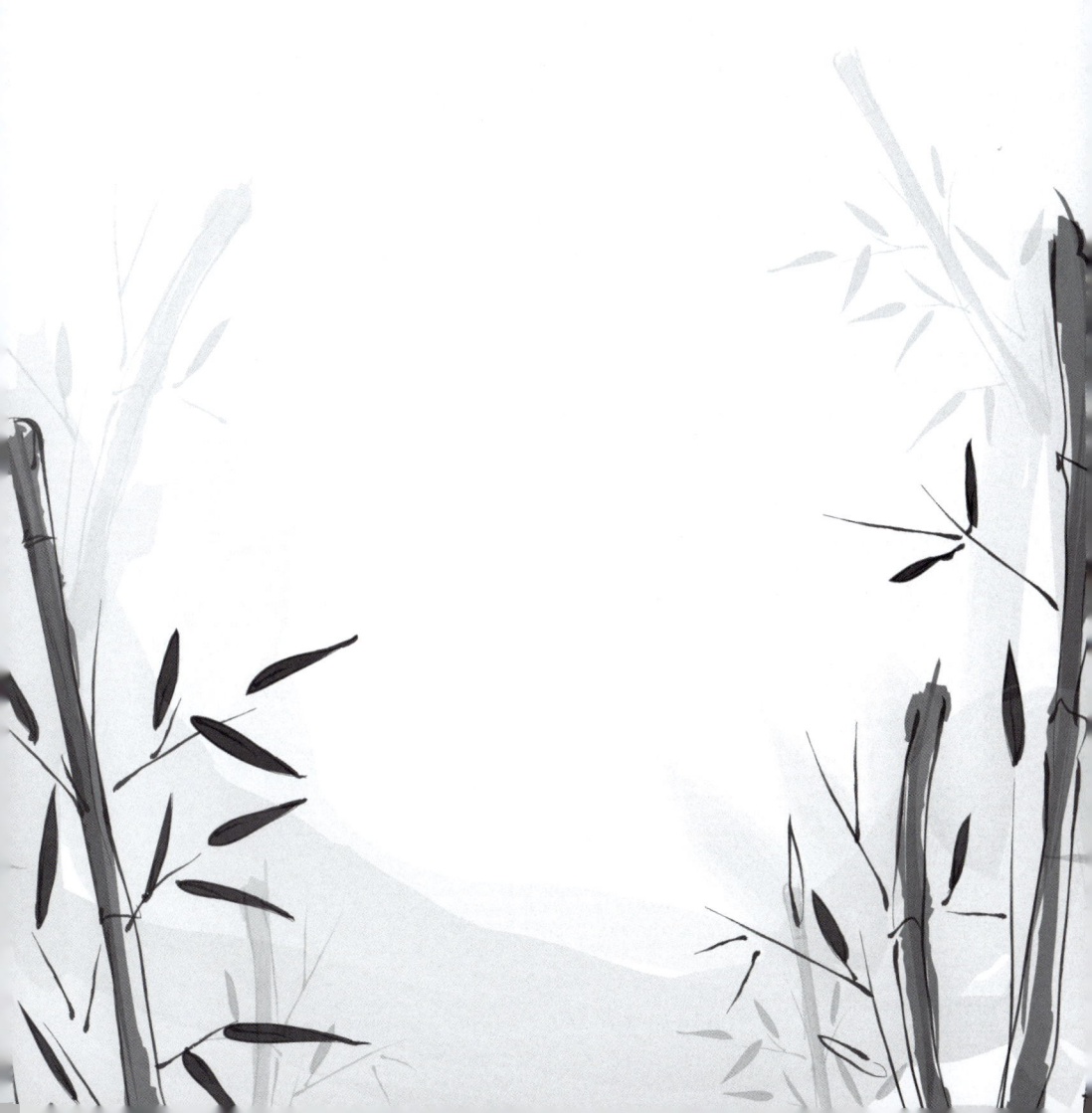

Capítulo 8

RINS

O Rim é o principal órgão de excreção dos animais vertebrados. Em humanos, estão localizados na região posterior do abdômen, atrás do peritônio, motivo pelo qual são chamados de órgãos retroperitoneais. Existe um Rim em cada lado da coluna; o direito encontra-se logo abaixo do Fígado e o esquerdo, abaixo do Baço. Em cima de cada Rim encontramos a glândula adrenal. Os Rins estão aproximadamente na altura das vértebras T12 e L3. O Rim direito é um pouco mais baixo do que o esquerdo.

RIM

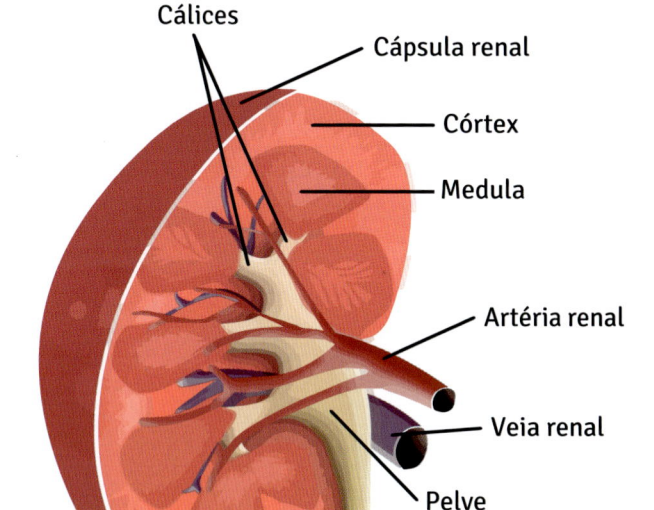

Os Rins filtram os dejetos do sangue, principalmente ureia, e os excretam com a água na urina, que por sua vez sai dos Rins pelos ureteres até a Bexiga. São órgãos em forma de feijão, com medidas de 11 cm de comprimento x 5 cm de largura x 3 cm de espessura.

Anatomia dos Rins

Anatomia macroscópica

Na anatomia macroscópica vemos que o Rim é composto por: polo superior, polo inferior; hilo (parte mais central); ureter; artéria e veias renais; vasos linfáticos e nervos.

Num corte frontal do Rim podemos ver: córtex renal (camada mais externa); medula renal (camada mais interna); pirâmides renais (base no córtex); papilas renais (ápice da pirâmide, na medula); ductos coletores (saem da papila); pelve renal (parte superior do ureter); cálices renais (dois ou três deles formam a pelve).

Vascularização renal

A artéria renal se origina na aorta. Num corte frontal do Rim percebemos: arteríolas aferentes (vem de várias subdivisões da artéria renal); capilares dos glomérulos (subdivisão das arteríolas aferentes); arteríolas eferentes (vêm da reunião dos capilares glomerulares e nutrem de sangue a medula renal); veia renal (sangue sai da medula para o córtex renal e para a veia renal); vasos linfáticos renais (drenam córtex, medula, hilo e saem nos linfonodos para aórticos).

Há inervação no Rim, que é composta pelos nervos simpáticos e seguem o trajeto de todo o Rim, até a medula, e dão a sensação dolorosa.

Anatomia microscópica

Na anatomia microscópica vemos os néfrons, que são unidades de estrutura (temos mais de um milhão). Cada néfron é formado por: cápsula de Bowman; glomérulo; túbulo contorcido proximal; alça de Henle; túbulo contorcido distal; e túbulo coletor.

Funções dos Rins

O balanço sadio da química interna de nossos corpos se deve em grande parte ao trabalho dos Rins. Embora sejam pequenos, nossa sobrevivência depende do funcionamento normal desses órgãos vitais.

Os Rins são responsáveis pelas seguintes funções no organismo:

- Eliminar substâncias tóxicas oriundas do metabolismo, como ureia e creatinina.
- Manter o equilíbrio dos eletrólitos no corpo humano, como sódio, potássio, magnésio, cálcio, cloro, etc.
- Regular o equilíbrio ácido-básico, deixando constante o PH do sangue.
- Regular a osmolaridade e o volume de líquido do organismo, eliminando o excesso de água do corpo.
- Excreção de substâncias químicas como antibióticos e outros medicamentos.
- Produção de hormônios como eritropoietina (estimula a produção de glóbulos vermelhos, renina (eleva a pressão arterial), cininas e prostaglandinas.
- Modificar a forma da vitamina D que chega ao Rim, para que esta melhore a absorção de cálcio pelos intestinos, melhorando, assim, a entrada de cálcio nos ossos, prevenindo a osteoporose.
- Produção de urina para exercer suas funções excretórias.

Fisiologia renal

O processo de filtração do sangue pelos Rins ocorre da seguinte forma: a quantidade de líquido que passa pelo glomérulo é de 170 litros por dia (de filtração), sendo que 99% desse volume é reabsorvido pelos túbulos renais e volta para o corpo, sendo que, apenas 1,7 a 2,0 litros resultam de fato em urina.

Os Rins atuam no equilíbrio ácido-básico do sangue, por meio da regulagem da concentração de bicarbonato, o qual tem a função de tamponamento.

O Rim na Medicina Chinesa

Conceitos gerais

Tudo na natureza e no corpo humano se manifesta por meio do equilíbrio do Yin do Yang. Com o Rim isso não poderia ser diferente. O Yin do Rim representa a essência (Jing – hereditária) e os fluidos líquidos dentro do Rim. O Yang do Rim é a força motriz de todos os processos energéticos e fisiológicos, sendo a base da transformação e do crescimento.

O Rim tem como sua principal função estocar a essência Jing e governar o nascimento, o crescimento e a reprodução nos seres humanos.

Todas as doenças renais se manifestam como uma deficiência do Yin ou do Yang do Rim. Todas as doenças crônicas, de qualquer órgão, alcançarão inevitavelmente o Rim.

O Rim é regido pela água, tem como seu sabor o salgado e como sua cor o preto. Esse órgão rege as emoções de autoritarismo e medo, o espírito da vontade e da disposição; os orifícios da orelha; do ânus e da uretra, cabelos, ossos e dentes; a medula óssea; a medula espinhal; o encéfalo (cérebro) e a audição.

Causas das deficiências energéticas do Rim

∾ Debilidade hereditária

A essência Jing do pai, trazida pelo espermatozoide, e a essência Jing da mãe, trazida pelo óvulo, formam o Qi ancestral ou pré-celestial da pessoa.

Segue-se que a constituição herdada do indivíduo dependerá da força e da qualidade da essência Jing dos pais. Portanto, se a essência Jing dos pais estiver debilitada, o Rim da criança também será debilitado. Nas formas graves de deficiência da essência Jing, a criança nasce e se desenvolve com retardo mental; desenvolvimento ósseo debilitado; tórax em pombo; incontinência urinária, principalmente noturna; cabelos ralos e dentes fracos.

A idade dos pais é um dos fatores mais importantes para a concepção do bebê. São considerados pais velhos, dependendo das condições de desgaste pessoal de cada um, indivíduos acima de 35 anos. Pais jovens, porém em estado de exaustão e fadiga crônica, gerarão também filhos deficientes.

A essência Jing dos pais será armazenada no Rim direito do feto, e nunca será reposta. Vivemos o nosso dia a dia, então, com a energia do Rim esquerdo, que pode ser reposta a cada 24 horas, por meio da nossa alimentação, da respiração, do exercício físico e do repouso adequado.

Diariamente, entre 17 horas e 19 horas, o Rim é abastecido de energia. Após esse horário o Rim esquerdo vai consumindo sua energia lentamente até o dia seguinte às 17 horas, quando então começa sua recarga novamente.

O Rim direito, por sua vez, é poupado, e sua energia será gasta lentamente no processo de envelhecimento normal e natural. Quando a energia do Rim esquerdo é consumida antes de 24 horas, o organismo lança mão da energia do Rim direito para manter a atividade do dia, e isso acarretará envelhecimento precoce e diminuição da perspectiva de vida, ou seja, encurtamento da vida.

∞ Emoções

A principal emoção que se vincula ao Rim é o Medo. Os chineses dizem que o medo faz o Qi (energia) descender. Nas crianças, ele provoca enurese (urinar na cama à noite). Nos adultos, o medo, o autoritarismo e a ansiedade, quando rotineiros, podem induzir a um vazio de Yang dentro do Rim, que ascende para a cabeça, causando boca seca, rubor malar, agitação mental e insônia.

∾ Atividade sexual excessiva

Os livros chineses mais antigos já diziam que excesso de atividade sexual pode debilitar o Rim. A atividade sexual excessiva tende a depauperar a essência Jing do Rim. A atividade sexual aqui se refere ao ato sexual completo com ejaculação e orgasmo. O ato da masturbação excessiva afeta o Rim tanto quanto o sexo com companheiro.

Além do Rim, outros órgãos como Coração e Fígado também contribuem para uma atividade sexual normal e saudável. Coração e Rim se sustentam e se nutrem mutuamente. Quando há diminuição da energia do Rim por atividade sexual excessiva, o Coração também fica enfraquecido, e vice-versa, se o Coração estiver debilitado existirá diminuição da energia do Rim e a atividade sexual será afetada.

Tristeza e ansiedade podem debilitar o Rim e causar impotência no homem e inabilidade de alcançar o orgasmo na mulher. A frigidez e a impotência podem também ser provocadas pela estagnação de energia e sangue do Fígado, que estagnou a circulação de energia do baixo-ventre e órgãos sexuais.

∾ Idade avançada

A essência Jing do Rim declina com a idade, e isso é um processo normal. Notamos que a diferença de velocidade de envelhecimento de indivíduo para indivíduo está diretamente relacionada à qualidade de vida.

No envelhecimento, a audição diminui porque a essência Jing não pode alcançar o ouvido. O Jing falha na função de nutrir os ossos e a medula óssea; com isso, os ossos ficam frágeis e quebradiços e o sangue pode ter menos glóbulos brancos e vermelhos.

O fogo do portão da vitalidade (Ming Men) está localizado entre os dois Rins, armazena o Jing Qi (essência vital), é fonte da energia vital dos órgãos, armazena a essência vital na produção do esperma, regula a atividade funcional do Útero e pode nutrir os órgãos sexuais, que perdem o vigor com o tempo. Praticar respiração abdominal nutre o Ming Men.

∾ Excesso de trabalho

Referimo-nos aqui ao excesso de trabalho físico e mental. O excesso de trabalho físico debilita o Yang do Rim, já o excesso de atividade mental sob condições de estresse, debilita o Yin do Rim. Essa é a causa mais frequente de deficiência do Yin do Rim nas sociedades ocidentais industrializadas. O trabalho em condições de estresse, por longas horas, refeições rápidas e em reuniões de negócios, falta de atividade física, ausência de descanso, horários irregulares para comer e dormir geram deficiência acentuada do Yin do Rim, porque o organismo não tem tempo de se recuperar.

O indivíduo gasta todo seu Yang Qi gerado diariamente pelo Rim esquerdo, restando, então, o triste consumo da energia ancestral Jing do Rim direito, que, como já dissemos, não se repõe.

Síndromes Chinesas do Rim

∾ Deficiência do Yin do Rim

A deficiência do Yin do Rim pode causar: tontura leve; zumbido de início lento e gradual (ruído de água corrente); escassez de fluidos orgânicos: boca seca à noite, sede, constipação intestinal, urina escassa e escura; calor dos cinco palmos (mãos, pés, tórax); sudorese noturna; língua vermelha e descascada; pulso rápido; perda de urina noturna; lombalgia e dor nos ossos.

∾ Deficiência do Yang do Rim

A deficiência do Yang do Rim pode causar: joelhos frios; lombalgia; sensação de frio nas costas; aversão ao frio; pernas debilitadas; cor branca e brilhante; joelhos debilitados; impotência sexual; ejaculação precoce; moleza, apatia; urina clara e abundante; inchaço nas pernas; infertilidade feminina; anorexia; perda de fezes; língua pálida, edemaciada e úmida; pulso profundo e debilitado.

∾ Ausência de firmeza do Qi do Rim

É caracterizada pela debilidade de um dos orifícios inferiores (uretra) e "Portão do esperma". Os sintomas recaem em duas categorias: urinária e sexual. Esse padrão é frequentemente considerado frio mesmo.

Essa ausência de firmeza do Qi do Rim pode causar: urina frequente e clara; urina com jato fraco; urina abundante; respingos após micção; incontinência urinária; enurese (fazer xixi na cama à noite); micção noturna (levantar para urinar várias vezes à noite); emissão de fluidos sexuais à noite sem sonhos; ejaculação precoce; espermatorreia (perda involuntária de sêmen diurna); prolapso uterino; secreção vaginal crônica.

∾ Rim falhando ao receber o Qi

Este é considerado um padrão de deficiência do Yang do Rim. O Rim se recusa a receber a energia vinda de outros órgãos, principalmente Pulmões. Pode causar os seguintes sintomas: falta de ar ao fazer esforço físico; respiração rápida e debilitada; dificuldade para inalar o ar; tosse; asma; sudorese; membros frios após a sudorese; inchaço facial; corpo magro (ou não); agitação mental; urina clara durante o ataque de asma; lombalgia; língua pálida; pulso debilitado e profundo.

∾ Deficiência da essência Jing do Rim

Esta deficiência pode ser congênita ou não e envolve o padrão de deficiência Yin (preferencialmente), mas também o Yang.

Os sintomas em crianças são: desenvolvimento ósseo retardado; fechamento tardio das fontanelas (moleira); apatia ou retardamento mental. Já em adultos podem ocorrer: debilidade óssea; debilidade dos joelhos e das pernas; memória debilitada; perda dos dentes; queda ou embranquecimento precoce do cabelo; atividade sexual afetada; lombalgia.

☙ Desarmonia entre o Rim e outros órgãos

A desarmonia entre o Rim e outros órgãos pode causar uma série de sintomas. A seguir, os sintomas provenientes de cada órgão.

- *Fígado:* palidez, dor de cabeça occipital, insônia, sono com sonhos inquietantes, amortecimento ou formigamento dos membros, rubor facial, tontura, olhos secos, visão turva, propensão a explosões de fúria, lombalgia, garganta seca, zumbido, sudorese noturna, sensação de calor na palma das mãos e na planta dos pés, evacuação difícil com fezes secas, menstruação escassa ou ausência de menstruação, emissão noturna de fluido sexual, ciclo menstrual alongado, infertilidade feminina.

- *Coração:* palpitação, agitação mental, insônia, memória debilitada, tontura, zumbido, lombalgia, emissão noturna de fluidos em sonhos, febre ou sensação de calor à tarde, sudorese noturna, urina escassa e escura.

- *Baço:* debilidade física, apatia mental, pigarro na garganta, falta de ar, indisposição para falar, desejo de permanecer deitado, distensão abdominal, anorexia, aversão ao frio, membros frios, urina abundante-clara ou escassa-clara, perda de fezes, diarreia durante a madrugada, inchaço e frio no abdômen e nas pernas, sensação de frio nas costas, diarreia crônica, gases.

- *Pulmão:* tosse seca que piora à noite, boca seca, corpo magro, falta de ar após fazer esforço físico, lombalgia, membros debilitados, febre ou sensação de calor à tarde, sudorese noturna, emissão de fluidos noturnos, calor dos cinco palmos.

OBSERVAÇÃO: pedra nos rins tem envolvimento de Rim, Fígado e Baço, ou seja, é excesso de umidade-calor no Rim.

Tratamento

O tratamento dependerá do diagnóstico correto. De maneira geral, existem mais de dez fórmulas chinesas para as diversas síndromes renais.

Na medicina homeopática, vários são os medicamentos purificadores e tônicos dos rins como: *Berberis vulgaris, Uva ursi, Plumbum, Fórmica rufa, Sarsaparilla, Cantharis, Parreira brava,* etc.

Na fitoterapia brasileira usamos: sete-sangrias, cavalinha, espinheira-santa, folha de abacate, quebra-pedra, própolis, chapéu-de-couro, etc.

CUIDADOS GERAIS: fazer exercícios com moderação; evitar sorvetes e alimentos gelados; evitar água fria ou gelada, dar preferência para água ligeiramente amornada; não comer nada frio e cru à noite; ter uma boa noite de sono; fazer caminhadas pelo menos três vezes por semana; alimentos integrais e com sal suficiente; chá de gengibre para tomar e também como escalda-pés, à noite; não trabalhar excessivamente, mais de oito horas por dia; procurar dormir cedo; beber água o quanto desejar (não forçar).

Bexiga – víscera acoplada ao Rim

Existe uma relação muito estreita entre os Rins (Shen) e a sua víscera acoplada. A Bexiga (Pan Guang) tem a função de receber, armazenar e transformar previamente os líquidos do corpo para serem excretados como urina. O líquido recebido por essa víscera é a fração impura recebida pelos Rins (Shen), encaminhada pelo Pulmão (Fei) e pelos Intestinos.

A função da Bexiga de reter e transformar os líquidos depende do Qi dos Rins, principalmente da sua parte Yang. Se o Qi do Rim estiver deficiente, a Bexiga perde a propriedade de reter os líquidos, podendo ocasionar enurese (urinar involuntariamente), incontinência urinária e, de modo alternado, pode ocorrer a dificuldade de micção com retenção urinária.

Há padrões de desarmonia da Bexiga, o mais importante quadro é o da umidade-calor. Os sintomas variam de acordo com o quadro clínico de cada paciente, tendo por base a deficiência ou o excesso, de calor-frio-umidade. Por exemplo, se a umidade se transforma em mucosidade e a ação do calor sobe, essa energia pode resultar na formação de cálculos. De modo geral, nesse padrão, a urina fica escura, às vezes hematúria, e há dificuldade para urinar, urgência miccional, ou disúria (dor para urinar), cistite, prostatite e outras doenças inflamatórias da Bexiga e do trato urinário.

Se há invasão de umidade e frio externo, ocorre a deficiência de Yang do Rim, com estagnação de umidade, que, aliada ao fogo do Fígado, pode levar a umidade-calor na Bexiga e infecção urinária.

A seguir, quadro de relações dos Cinco Elementos (Madeira, Fogo, Terra, Metal e Água) com os fenômenos anatômicos, fisiológicos, psíquicos e cósmicos.

Conceito de nutrição na Medicina Chinesa

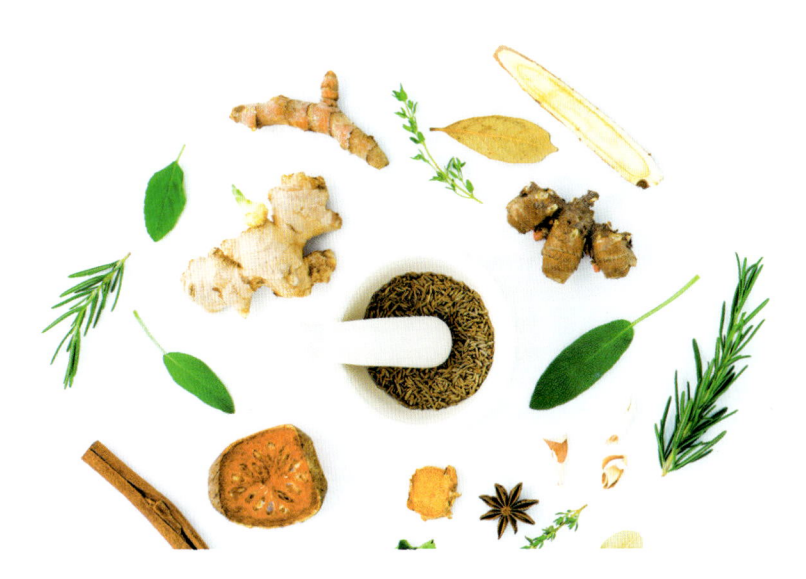

O aspecto energético é o estudo das interações energéticas do Yang e do Yin e seu impacto sobre o organismo e o meio.

Assim, a boa integridade, a vitalidade e o dinamismo dos Zang-Fu (órgãos e vísceras) estão ligados intimamente aos aspectos energéticos dos alimentos.

MOVIMENTOS	ZANG ÓRGÃOS	FU VÍSCERAS	COR	SABOR	
MADEIRA	Gan Fígado	Dan Vesícula Biliar	Azul--esverdeado	Ácido Azedo	
FOGO	Xin Coração	Xiao Chang Intestino Delgado	Vermelho	Amargo	
TERRA	Pi Baço Pâncreas	Wi Estômago (tubo digestivo)	Amarelo	Doce	
METAL	Fei Pulmão	Da Chang Intestino Grosso	Branco	Picante	
ÁGUA	Shen Rins	Pangguang Bexiga	Preto	Salgado	

MENTE					ESTRUTURAS ORGÂNICAS
Shen Espírito	Sentimentos	Emoções		SNC Atividades	
		Yang	Yin		
"Hun" Alma vegetativa	Ficar com raiva	Nervosismo Raiva Ódio Ira	Indecisão	Raciocínio	Olho/Visão, Tendões, Unhas, Músculos, Nervos, Ligamentos, Cápsula articular, Ligamentos e Sistema reprodutor feminino.
"Shen" Consciência	Ficar alegre	Ansiedade	Alegria excessiva		Língua/Fala, Vasos sanguíneos, Vasos linfáticos e Sangue.
"Yi" Pensamento	Ficar preocupado	Ideias obsessivas	Preocupação excessiva	Memória	Boca/Paladar, Carne e Pele (derme).
"Po" Alma sensitiva Alma sensorial	Ficar triste	Angústia	Tristeza		Nariz/Olfato, Pele (epiderme), Pelos e Conjuntiva.
"Zhi" Vontade	Ficar amedrontado ou assustado	Autoritarismo	Medo		Orelha/Audição, Cabelos, Ossos, Dentes, Sistema reprodutor masculino, Medula óssea, Medula espinhal e Encéfalo.

Estudar essas relações constituem o suprassumo da Medicina Tradicional Chinesa em sua visão verdadeiramente holística do Universo, que coloca o ser humano inserido no contexto do meio natural, sofrendo todas as suas influências e sendo um dos seus agentes influenciadores. Baseando suas premissas na indissolubilidade dos laços entre homem e Universo, a Medicina Chinesa nos conduz a explorar a vida e a saúde em todas as suas potencialidades e a reconhecer a doença como um processo de desequilíbrio. Essa é a interação entre o micro e o macrocosmo.

Portanto, esses cinco elementos estão intrinsecamente ligados à nossa personalidade e à nossa alimentação. Por essa ótica, o ambiente, nosso estado físico e emocional em relação ao mundo e à nossa personalidade, vão influenciar no que desejamos comer.

Adequar a alimentação é saber dos seus efeitos sobre o nosso corpo, é saber a maneira de intervir em casos de vazio ou plenitude dos órgãos e das vísceras, é saber o meio para repor os gastos energéticos e da matéria, proporcionar vitalidade e longevidade celular, evitar os processos degenerativos, o envelhecimento precoce e, principalmente, o aparecimento de processos tumorais. As cinco formas de movimentos da energia da natureza são representadas por Madeira, Fogo, Terra, Metal e Água, que representam tudo o que existe no Universo.

Pessoas que têm predomínio da energia Terra (Baço) são mais racionais e gostam mais de sabor doce. Quem tem predominância da energia do Metal (Pulmão) gosta de sabores picantes como gengibre e alho. Quem tem predominância da energia da Água ou (Rim) gosta de alimentos salgados. Quem tem predominância da energia da Madeira (Fígado) gosta de alimentos azedos e mais ácidos. Quem tem predominância da energia Fogo (Coração) gosta de alimentos amargos.

Não se trata de mera vontade simplesmente, mas de uma necessidade do organismo em suprir a falta de determinado tipo de energia ou de compensar o seu excesso. Por exemplo: se você estiver triste, deverá comer algo do elemento Fogo (alimentos de sabor amargo), já que o Fogo (Coração) controla o Metal (Pulmão), elemento que rege a tristeza. Mas, se ficar com excesso do elemento Fogo, deverá ingerir alimento do elemento Água (Rim) – alimentos salgados – já que a Água controla o Fogo.

O homem por natureza é onívoro; com isso, pode ingerir alimentos tanto de origem vegetal como animal. O nosso tubo digestivo é adequado para esse tipo de alimentação.

Os herbívoros possuem os Intestinos mais longos e os carnívoros, mais curtos, já o dos onívoros têm comprimento intermediário. Assim, se o ser humano se alimentar exclusivamente de vegetais (vegetarianos), não terá os Intestinos suficientemente longos para a digestão e a assimilação energética e nutritiva dos alimentos, bem como se fizer alimentação somente carnívora, o seu Intestino será longo para esse tipo de alimentação, trazendo, em consequência, distúrbios do trânsito intestinal, retenção de fezes por um período mais longo e, consequentemente, promovendo maior absorção de toxinas intestinais e de radicais livres devidos ao fenômeno de putrefação, o que pode ocasionar processos degenerativos, envelhecimento precoce e formações de tumores.

O uso adequado e balanceado de alimentos de origem vegetal e animal é a maneira mais correta de harmonizar as necessidades alimentares e energéticas do corpo com a fisiologia do tubo digestivo humano. A adequação depende de vários fatores: idade, crescimento, desenvolvimento, atividades física e mental, localização geográfica, clima, etc.

Segundo a Medicina Chinesa, de maneira geral, até o final do desenvolvimento e do início do declínio (+ ou - 40 anos), deve-se utilizar alimentação de origem animal na proporção de dois terços e um terço de origem vegetal. Após o declínio, dois terços dos alimentos de origem vegetal e um terço de origem animal.

Ao longo dos mais de 30 anos clinicando em consultório na prática da Medicina Chinesa e da medicina homeopática, pude notar grande queda do número de sintomas gerais, físicos e emocionais nos pacientes quando adotavam uma dieta para limpeza e desintoxicação dos dois grandes "filtros" Fígado e Rim.

Com filtros limpos e desintoxicados, conseguimos metabolizar melhor os alimentos quando passam pelo Fígado, sem gerar exaustão dessa máquina metabólica e sem excesso de formação de calor. Esse calor, vindo do metabolismo forçado do Fígado, invade outros órgãos e vísceras, como Estômago, Baço-Pâncreas e Coração, gerando a médio e longo prazos síndromes complexas e doenças crônicas provenientes da geração de um PH ácido do sangue. A falta de normalização do PH do sangue por tempo prolongado gera doenças como colesterol e triglicérides altos, diabetes, artrose, artrite, doenças autoimunes e, até mesmo, câncer.

Com base nessas observações, estudando várias dietas e correlacionando-as com a Medicina Chinesa, desenvolvi duas tabelas de alimentos, propondo então uma dieta para o Fígado e outra para o Rim que, de modo geral, atendem bem aos outros Zang (órgãos), como Pulmão, Coração e Baço-Pâncreas. São dietas úteis e práticas para o dia a dia, podendo haver variações momentâneas conforme a estação do ano ou patologias agudas desencadeadas por fatores ambientais externos como penetração de vento, frio, umidade e calor. Nesses momentos, acrescenta-se ou tira-se, por alguns dias, alguns alimentos. A seguir veremos as dietas dos biótipos hepático (Fígado) e renal (Rim).

Dieta para Fígado

O biótipo hepático quando desequilibrado manifesta os sintomas físicos e passa a ter sintomas emocionais que refletem em indivíduos excessivamente nervosos, raivosos, frustrados, irritados, intolerantes, impacientes, tornando-os muitas vezes indecisos e inseguros.

∿ Alimentos recomendados para o Fígado

- **Carboidratos:** arroz integral, gergelim, semente de girassol, feijão (preto, branco, azuqui), soja, mandioca, mandioquinha, batata, batata-doce, inhame, milho e derivados (fubá, milharina, farinha de milho), grão-de-bico, lentilha, ervilha, polvilho doce, macarrão de milho ou arroz. Pão sem glúten, pão de trigo sarraceno, tapioca, quinoa, araruta. Dê preferência a produtos orgânicos.

- **Verduras e legumes:** abóbora-moganga, agrião, alface, broto de bambu, cogumelos (especialmente o shitake), alho-poró, acelga, almeirão, catalônia, escarola, salsão, alcachofra, rúcula, azeitonas, aspargos, berinjela, brócolis, cenoura, abobrinha, beterraba, espinafre, chuchu, algas marinhas, couve, couve-flor, ervilha fresca, nabo, cará, repolho, quiabo, palmito, tomate, vagem, pepino, jiló, rabanete. Verduras amargas sao boas para o fígado.

- **Proteínas:** frango (de preferência caipira ou orgânico), fígado de galinha, peixes de água doce ou salgada, de preferência com escamas (pescada, tilápia, sardinha, linguado, pintado, robalo, etc.) e ostras. Evitar peixes de pele como salmão, bacalhau e atum (pode comer eventualmente). Consumir ovos caipira ou orgânicos, pois têm proporção correta de Ômega 3 e 6.

- **Frutas:** abacaxi, ameixa, banana-nanica (só cozida ou assada), banana-prata, banana-maçã, goiaba, jabuticaba, laranja, maçã, pera, manga, mamão, pêssego, melão, morango, amora, uvas, maracujá, kiwi, lichia, limão (com moderação), tangerina, pêssego, nectarina, frutas vermelhas e figo.

- **Temperos:** óleo de girassol ou coco, azeite de oliva, limão, salsinha, cebolinha, orégano, coentro, alecrim, sálvia, ervas finas, tomilho, sálvia, alho-poró, ervas finas, louro, manjericão, hortelã, vinagre, pouco sal, cebola (só cozida e em pouca quantidade), cominho, páprica, açafrão, manteiga ghee, animal ou vegetal. Evitar pimentas.

- **Adoçantes:** mel puro, açúcar de coco, agave, xilitol, adoçante stevia. Caso não goste da stevia, pode usar sucralose, pois de todos os adoçantes artificiais é o menos prejudicial.

- **Chás e bebidas:** chá de hortelã, erva-doce, cidreira, camomila, boldo, alecrim, carqueja, maçã e hibisco. Água morna ou natural, nunca gelada nem com gás.

- **Jejum:** tome um copo de água ligeiramente morna, com uma colher de sobremesa de mel e meio limão; pode-se alternar com chá de hortelã com mel.

∾ Alimentos não recomendados para o Fígado

- **Carboidratos:** glúten (trigo, centeio, cevada [cerveja], malte, aveia [cuidado com a granola e as barrinhas de cereal, a maioria tem glúten]). Se você não tem doença celíaca, eventualmente, uma vez por semana, coma glúten; isso evitará que pare de produzir enzimas que degradam o glúten. A ideia é desintoxicar o corpo durante a semana e eventualmente comer o glúten em ocasiões sociais.

- **Leite e derivados:** manteiga, requeijão, catupiry, queijos, io-gurte, leite condensado, creme de leite. Todos esses alimentos devem ser evitados devido à proteína caseína, portanto, não adianta comprar leite sem lactose.

  ATENÇÃO: o leite está muito inserido na dieta ocidental em muitas preparações – chocolate ao leite, molho branco, cremes brancos, pudim de leite, doce de leite, sorvetes, etc.

- **Carnes:** evitar carnes de boi e porco.

- **Shoyu:** pode ingerir apenas o sem glúten tipo sakura light.

- **Adoçantes:** evitar aspartame, ciclamato, sacarina e açúcar de-rivado de cana-de-açúcar (branco, cristal, demerara, mascavo), que é acidificante.

- **Temperos:** evitar alho, cebola (são acidificantes e geram calor no Fígado) e margarinas.

- **Algumas frutas não recomendadas:** melancia, caqui, abacate e pinha.
- **Castanhas:** evitar amendoim e castanha-de-caju (por serem torradas tornam-se gordura saturada).

Evitar também sorvetes, chocolate, café (consumir uma vez ao dia, na versão descafeinada), refrigerante e água com gás (contêm ácido fosfórico, que é acidificante), alimentos e bebidas geladas.

Dieta para o Rim

O biótipo renal é geralmente mais calmo e mais lento, devido à predominância de fleuma em sua constituição. O renal tem dificuldades no processo digestivo, sendo mais aconselhável a esse biótipo particularmente o pré-cozimento dos alimentos, não devendo ingeri-los crus, até mesmo frutas, verduras e legumes.

Normalmente são indivíduos mais introvertidos, mas escondem verdadeiras tempestades interiores; costumam ocultar suas emoções e reais intenções. São enigmáticos, misteriosos, secretos; têm dificuldade de exprimir seus verdadeiros sentimentos.

Mas há também o biótipo renal extrovertido, que tem melhor afinidade com relação ao mundo; é do tipo acolhedor, afável, comunicativo e irradia alegria e otimismo.

O renal é fiel aos costumes herdados desde a infância. São muito detalhistas, o medo é seu grande limitador. Fisicamente são mais friorentos.

❧ Alimentos recomendados para o Rim

- **Carboidratos:** arroz integral, aveia, centeio, batata, batata-doce, mandioca, mandioquinha, milho e derivados (orgânico), feijão-azuqui (vermelho), feijão-preto, grão-de-bico, lentilha, ervilha, quinoa, macarrão sem glúten (de arroz ou de milho), pão sem glúten, pão de trigo sarraceno, pão de centeio (sem misturar o trigo), tapioca, polvilho doce, farinha de arroz, fécula de batata.

- **Verduras e legumes (de preferência cozidos):** abóbora, acelga, agrião, alface, algas marinhas, almeirão, berinjela com casca, brócolis, cenoura, cogumelos de todos os tipos, repolho, couve-flor, palmito, quiabo, azeitonas lavadas sem sal, tomate, vagem, couve, cará, nabo, salsão, erva-doce, broto de feijão, chuchu, abobrinha, catalônia, escarola, inhame, ervilha fresca.

- **Proteínas:** frango orgânico ou caipira, fígado de galinha, moela, camarão, peixes de mar ou de água doce com escamas (tilápia, pescada branca ou amarela, corvina, badejo, sardinha, linguado). Procurar comer menos salmão, atum e bacalhau (consumir só eventualmente). Ovos caipira ou orgânicos, soja orgânica (leite de soja, carne de soja e tofu).

- **Frutas:** ameixa, goiaba (sem semente), mamão, maçã, pera, caqui, manga, morango, frutas vermelhas, pêssego, kiwi, uvas, lichia, figo, caju.

- **Frutas secas:** uvas-passas, tâmaras, figos, nozes, castanha-do-pará, amêndoas, gergelim, linhaça em pó, pistache, chia.

- **Temperos:** gengibre, açafrão, colorau, cominho, páprica doce, cravo e canela, todos os verde como: salsinha, cebolinha, alho-poró, coentro, ervas finas, alecrim, manjericão, tomilho, orégano, óleos de coco, azeite de oliva, óleo de gergelim, manteiga ghee.

- **Adoçante:** açúcar de coco, mel puro, agave, stevia (caso não goste, use sucralose).

- **Chás:** gengibre, gengibre com canela (caso não tenha hipertensão arterial), erva-doce, erva-cidreira, hibisco, camomila. Quando sentir dor nos rins fazer chá de salsinha, quebra-pedra, dente-de-leão, chapéu-de-couro.

  ORIENTAÇÃO GERAL: usar pouco sal (consumir o marinho ou do himalaia), tomar água, de preferência na temperatura ambiente, nunca gelada.

ATENÇÃO: entre 17 horas e 19 horas, tomar dois copos de água ligeiramente morna. No horário de verão, tomar entre 18 horas e 20 horas. Esse é o horário da baixa energia renal, a água morna servida nesse horário fortalece o Rim.

EM JEJUM: tomar um copo de água morna ou um chá de gengibre com mel.

ᗡ Alimentos não recomendados para o Rim

- **Leite e derivados:** manteiga, creme de leite, leite condensado, queijos, iogurte, requeijão, devido principalmente à proteína (caseína); portanto, não adianta comprar leite sem lactose,

- **Carboidratos:** o mais prejudicial é a farinha de trigo, devido ao glúten.

- **Proteínas:** carne de boi, porco e carneiro; e embutidos.

- **Açúcar:** todos os derivados de cana-de-açúcar (cristal, branco, mascavo e demerara). Adoçantes: permitido apenas stevia (caso não goste, usar sucralose).

- **Castanhas:** não são recomendados amendoim e castanha-de-caju pelo fato de serem torrados (com isso, têm gordura saturada).

- **Margarina.**

- **Temperos:** alho e cebola (são acidificantes).

- **Enlatados.**

- **Frutas:** abacaxi, abacate, banana, laranja, limão, melancia, melão, pinha e jabuticaba.

- **Bebidas:** cerveja, vinho, refrigerantes e água com gás.

- **Chocolate:** consumir somente acima de 75% de cacau e eventualmente.

- **Sorvetes:** evitar (evite também alimentos e bebidas geladas).

Alimentação na Medicina Chinesa

Para os chineses, os alimentos e os remédios têm a mesma origem, o que leva à crença tradicional do valor medicinal de cada alimento. Quando alguém está doente e o tratamento não dá certo, os médicos modernos trocam os remédios, os chineses mudam rapidamente a comida.

A vida moderna gera bloqueios energéticos devido à má alimentação e às emoções negativas, como inveja, ciúme, ambição, raiva e medo.

Fique atento ao que pode afetar sua energia. Se somos "pavio curto" devemos especial atenção ao nosso Fígado, evitando alimentos gordurosos e bebidas alcoólicas, por exemplo.

Quando nosso organismo procura alimentos doces é para suprir uma carência ou controlar um excesso. O chocolate, considerado um alimento doce, energeticamente falando, proporciona energia rapidamente. Ligando-os ao sentimento, os alimentos doces são ingeridos com o intuito de aliviar a emoção de medo e ansiedade, e isso acalma o coração. O doce está ligado ao Baço-Pâncreas, que, por sua vez, estão ligados ao elemento Terra – na cadeia de compensação energética a Terra contradomina a Madeira (Fígado), o qual alimenta o Fogo (Coração); portanto, o alimento doce acaba por tonificar o Coração, que está ligado à mente; conclusão: o doce "acalma a mente", diminui a ansiedade e controla os nossos medos e sentimentos. O desejo de doce não é uma mera vontade simplesmente, mas uma necessidade real de suprir o nosso organismo da falta de um determinado tipo de energia e/ou de compensar o seu excesso.

Características dos alimentos pela Medicina Chinesa

∾ **Quanto à temperatura, os alimentos podem ser:** quentes (pimentas, alho); mornos (gengibre, coco); neutros (milho, arroz); frescos (pepinos, berinjela) e frios (gérmen de trigo, limão, etc.).

O indivíduo Yang tem mais aversão a alimentos quentes, enquanto o indivíduo Yin tem mais aversão a alimentos frios.

Os alimentos quentes (recomendados para paciente Yin) são recomendados em caso de estados "hipo", que apresentam fadiga, frio, estases de energia e sangue. Esses alimentos secam, movem, transformam, exteriorizam e facilitam o metabolismo corporal. Porém, o excesso de alimentos quentes provoca esgotamento do Qi.

Por sua vez, os alimentos frios e frescos (recomendados para paciente Yang) esfriam, refrescam, hidratam, lubrificam, acalmam, levam a energia de fora para dentro e contrai. A utilização em excesso promove o estancamento do sangue.

- **Quanto ao sabor os alimentos podem ser:** ácido (limão, laranja, vinagre) amargos (café, chicória, almeirão, boldo, catalônia, jiló; doces (açúcar, mel, melado, batatas, frutas, etc.); picantes (rúcula, agrião, pimentas, hortelã, gengibre, mostarda) e salgados (algas, sardinha, azeitona, conservas).

Correlacionando os sabores e a natureza dos alimentos, temos o seguinte: sabores ácidos e salgados de natureza neutra e fresca. Por exemplo: laranja, tomate, algas; são utilizados para tonificar os órgãos internos, em casos de perda de líquidos orgânicos e na estação do inverno; são alimentos que ajudam a concentrar e recolher a energia. Ao contrário, os alimentos que ajudam a dispersar a energia são os de sabor picante e quente, como alho, pimenta, cravo, gengibre; e picantes frios, como a menta e o rabanete.

Alimentos indicados aos pacientes Yin devem ser de natureza quente e morna e possuir sabor doce e picante, como cebola, gengibre, pimenta, cravo, canela. Alimentos que ajudam a ascender a energia: nozes, castanha, orégano. Ao contrário, os alimentos que ajudam a descender a energia, de sabor amargo, são indicados para o paciente Yang: algas, chicória, dente-de-leão, chás, etc.

- **Quanto à cor dos alimentos:** os chineses privilegiam a harmonia das cores na composição das refeições, aproximando arte e alimentação. Assim, devem ser buscadas as correlações entre as propriedades cromáticas dos alimentos, como, por exemplo, as cores vermelhas de alguns alimentos, e seus efeitos relativos aos órgãos (o Coração, por exemplo) e emoções corporais (como a euforia).

A cor é considerada como vibração e energia, e por isso está relacionada diretamente ao organismo. Essa energia é sentida na célula e absorvida por ela. Alimentos vermelhos como a beterraba, a cereja, a pimenta vermelha e o vinho promovem a circulação do sangue e tonificam, esquentam, vitalizam e estimulam a sexualidade. Alimentos amarelos como a cenoura, o milho, cereais integrais, soja e granolas estabilizam e harmonizam. Alimentos brancos como a cebola, o alho, o nabo, a pera, a couve-flor, o gengibre, arroz, aveia e outros cereais purificam. Os alimentos pretos como feijão-preto, algas pretas e uva preta nutrem o sangue, adstringem, refrescam. Os alimentos verdes desintoxicam e tonificam o sangue, por exemplo, espinafre, aipo, acelga, brócolis, dente-de-leão.

Analogia do estado emocional com o sabor (compensação do excesso)

- Se estiver triste (Metal – Pulmão), deve-se comer alimentos de sabor amargo (elemento Fogo-Coração) que contra domina o Metal.
- Caso fique com excesso do elemento Fogo, coma alimentos do elemento Água: salgados.
- Se estiver com excesso de elemento Água, coma alimentos do elemento Terra: sabor doce.
- Excesso do elemento Terra, coma alimentos do elemento Madeira: sabor azedo. Já se ficar com excesso do elemento Madeira, coma alimentos do elemento Metal: sabor picante.
- Se sentir raiva (Madeira-Fígado) coma alimentos picantes (elemento Metal) que controlam a Madeira. No caso de sentir medo e pânico (Água-Rim), coma alimentos de sabor doce

(elemento Terra) que controlam a Água. Se estiver preocupado (Terra-Baço) coma alimentos de sabor azedo (elemento Madeira) que controlam a Terra.

- Caso sinta ansiedade (Fogo-Coração), coma alimentos de sabor salgado (elemento Água) que controlam o Fogo.

Terapia alimentar dos Cinco Elementos

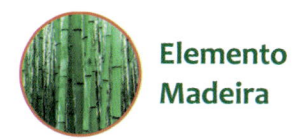 **Elemento Madeira**

Este elemento representa a oscilação de temperatura quando ocorrem patologias como a alergia, por exemplo. Representa também a TPM, climatério, problemas nas articulações e nos ligamentos musculares, unhas, menstruação irregular e cólicas menstruais.

Em relação ao estado emocional, pode ocorrer alteração do humor e irritabilidade, aumento do Yang (calor) do Fígado. Nesse caso, comer mais alimentos amargos (sabor do filho, Coração, amargo refresca), diminuir o ácido (sabor dele mesmo Fígado), aumentar Água (elemento do pai, Rim, Água diminui calor), diminuir doce (doce gera calor e facilita a saída do Yang em direção ao neto Rim, que leva Yang ao filho Fígado), aumentar picantes (sabor do avô, Pulmão, domina o neto, Fígado). As cores são: branco (avô, Pulmão) e preto (pai, Rim).

- **Vazio de Qi do Fígado:** comer menos amargo (não deixar filho, Coração, sedar o pai, Fígado), comer mais salgado (sabor do pai, Rim), ingerir água morna (elemento do pai, Rim aquecendo o filho, Fígado); diminuir picantes (avô, Pulmão, dominará menos o neto, Fígado), aumentar ácidos (sabor do órgão, Fígado). Cor: aumentar os verdes (sabor do órgão, Fígado) e aumentar o preto (sabor do pai, Rim).

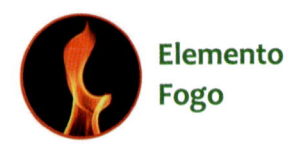

**Elemento
Fogo**

Representa a força transformadora que gera ansiedade e aquece o organismo; fortalece também a energia do Coração. Portanto, esses alimentos são indicados para problemas do sistema circulatório, taquicardia, ondas de calor, bem como edemas, inchaço, aperto no tórax e até mesmo a insônia.

Em relação ao estado emocional e mental, são indicados para nervosismo, irritabilidade e perda de memória.

- **Deficiência de Qi do Coração:** diminuir o sabor salgado (avô Rim, tem que dominar menos o neto, Coração), comer mais ácidos e azedos (pai Fígado, alimenta filho, Coração), aumentar levemente o doce (aumentar o sabor do filho, Baço para ele cuidar do pai Coração). Cor: vermelho (cor do próprio órgão, Coração) e verde (cor do pai, Fígado).

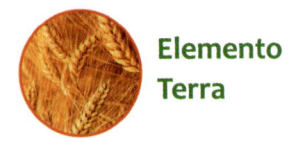

**Elemento
Terra**

Representa a força nutritiva e as perturbações que costumam aparecer ligadas ao frio e à umidade, como o resfriado. Está ligado também aos problemas intestinais como gases e flatulências, sensação de enjoo, diarreia, pode aparecer acidez na boca como afta e problema do tecido conjuntivo, reumatismo e tendência à obesidade.

- **Deficiência do Qi do Baço:** aumentar doces – não necessariamente açúcar, mas raízes, arroz (sabor do próprio órgão, Baço) –, aumentar amargos (pai, Coração, ajuda filho, Baço), diminuir ácido-azedos (evitar que o avô, Fígado enfraqueça o neto, Baço ainda mais), aumentar os picantes (fortalecer o filho, Pulmão para ele cuidar do pai, Baço). Cor: amarelo (cor do órgão, Baço); vermelho (cor do pai, Coração para ajudar).

- **Aumento do Yang do Baço:** diminuir o doce (pai, Coração, dá menos energia para o filho que já está em excesso Yang), aumentar ingestão de água (o neto, Rim, cresce em energia e cuida do avô), aumentar o ácido (o avô, Fígado, domina mais ainda o excesso do neto, Baço).

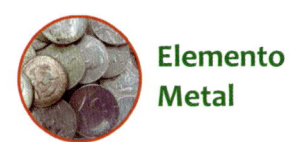 **Elemento Metal**

Esse elemento representa (agrega) energia, portanto, está ligado à sensação de fadiga cansaço e problemas nas vias respiratórias como asma, bronquite, eczemas, coceiras e erupções da pele. Na alteração do humor: depressão.

- **Deficiência do Qi do Pulmão:** aumentar sabor doce (pai, Baço alimenta o filho Pulmão), aumentar picante (sabor do próprio órgão, Pulmão), diminuir amargo (evitar que o avô, Coração, domine e enfraqueça ainda mais o neto, Pulmão). Cor: branco (cor do próprio órgão, Pulmão), amarelo (cor do pai, Baço).

- **Aumento do Yang do Pulmão:** diminuir o doce (sabor excessivo do pai, Baço prejudica o filho, Pulmão que já está em excesso de energia), aumentar amargo (sabor do avô, Coração, domina o neto Pulmão), aumentar ingestão de água (elemento do filho, Rim que em excesso ajuda o pai, Pulmão). Cor: aumentar vermelho (cor do avô, Coração), aumentar preto (cor do filho, Rim pode ajudar o pai, Pulmão a se recuperar).

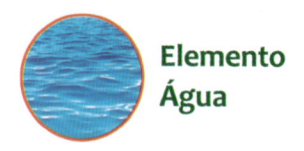

Elemento
Água

Representa a energia do frio, está ligado às doenças de friagem; problemas no ouvido, como dificuldade em escutar; dor na coluna vertebral; enfermidades das vias urinárias; infecção da Bexiga; cálculos renais e distúrbios dos órgãos genitais masculinos. Tem a ver também com o estado emocional de angústia, temores, pânico e autoritarismo.

- **Deficiência do Qi do Rim:** aumento de sal (sem exagerar) e água (elemento e sabor do próprio órgão Rim), aumentar picante (sabor do pai, Pulmão, alimenta filho, Rim), diminuir doce (para o avô, Baço não dominar tanto o neto, Rim). Cor: aumentar o branco (cor do pai, Pulmão fortalece o filho, Rim), mais preto (cor do próprio órgão, Rim).

- **Aumento do Yang do Rim:** aumentar doce (avô, Baço mais forte domina o neto, Rim), diminuir salgado (já está em excesso este sabor), aumentar ácido-azedo (filho forte, Fígado, cuida do pai, Rim). Cor: amarelo (cor do avô, Baço domina o excesso do neto, Rim), verde (cor do filho, Fígado pode ajudar o pai, Rim).

GLOSSÁRIO DE DOENÇAS E SINTOMAS DE
A a Z

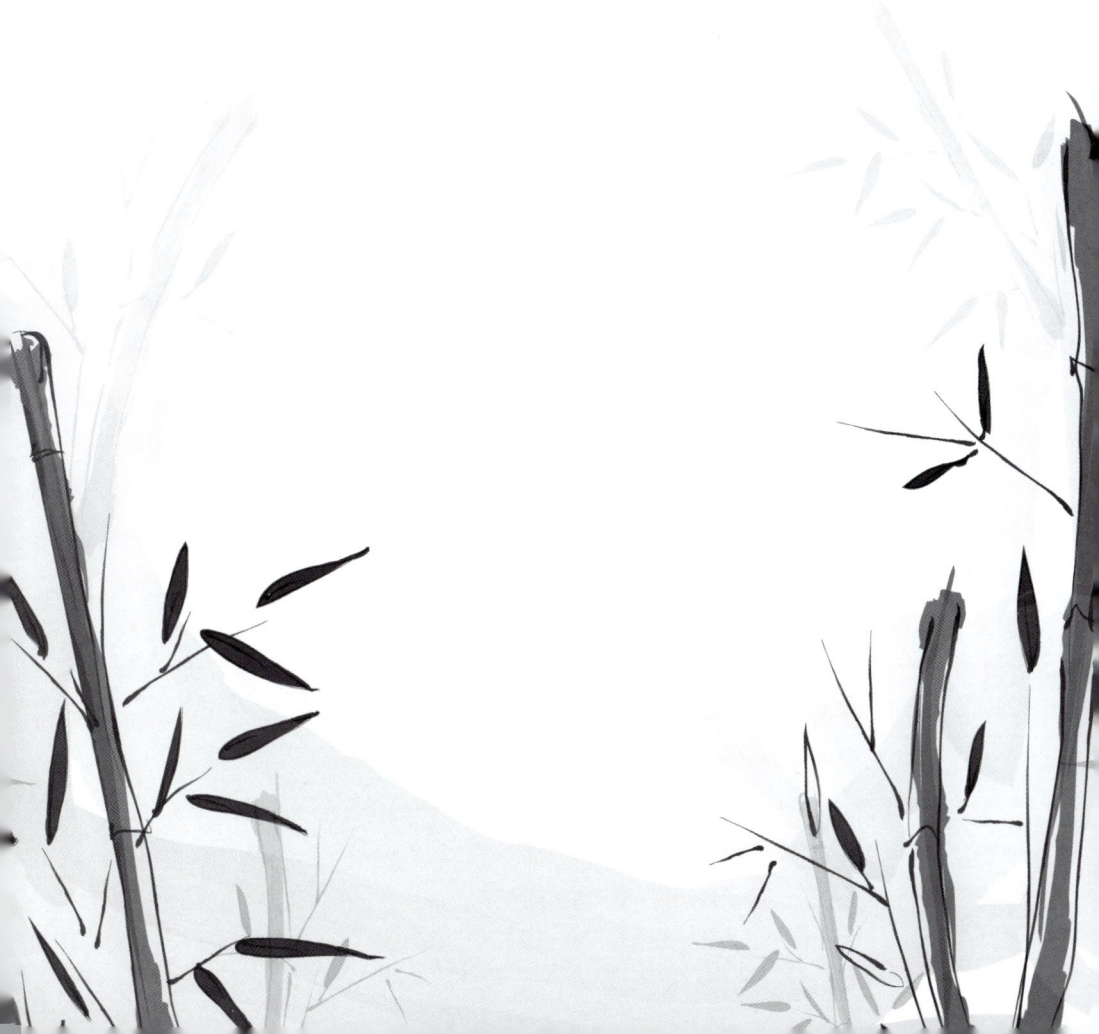

A

Abscesso: umidade-calor-tóxico, elimina e seca a umidade e mucosidades no sistema linfático.

Medicamento: San Shong Kui Jian Tang (principalmente em abscessos de repetição, crônicos) e Wu Wei Xiao Du Yin.

Para furúnculos e abscessos subcutâneos e dermatite seborreica: Shi Wei Bai Du San. Dosagem sob prescrição médica.

Evitar ingestão de gorduras e excesso de doces e pães, leite e derivados, pois geram calor no Fígado e umidade por deficiência do Qi do Baço.

Emocionalmente: dificuldade de expressar algo (relacionado a parte do corpo onde aparece), raiva acumulada (contra nós mesmos ou contra os outros). Todo um contexto de ataque-defesa e de proteção.

Ácido úrico: é a chamada síndrome Bi – estagnação de Qi e energia nos canais de energia (por vento-frio e umidade). Estão desequilibradas as energias do Fígado, Rim e Baço. Resulta diminuição do metabolismo das purinas, proteína encontrada nos alimentos.

Na Medicina Chinesa: estase de umidade – calor que obstrui os meridianos, com deficiência do Yin do Rim. Gera acidose no sangue, até sintomas de gota, que é a crise inflamatória aguda, com dores articulares, com sinais inflamatórios de edema, rubor e calor nas articulações. Formam-se depósitos de urato de sódio nas articulações, como se fossem pequenas agulhinhas. Em casos crônicos pode haver formação de cálculos renais, AVC e nefropatia úrica.

Articulações mais frequentes: dedão do pé, tornozelos, joelhos, punhos e dedos das mãos.

Medicamento: Dang Gui Nian Tong Tang + Yi Yi Ren Tang (+ Rhizoma Corydalis). Dosagem sob prescrição médica.

Evitar consumo de alimentos que contenham purinas como galetos, frutos do mar, salmão, atum, bacalhau, sushi, sashimi, carnes vermelhas jovens (vitela, novilho), caldo de carne em cubos industrializado, molho de tomate industrializado, bacon, linguiça, presunto, queijos, bebidas alcoólicas (principalmente a cerveja), milho, canjica, pamonha.

Emocionalmente: tem dificuldade de assimilar uma situação dentro do ambiente familiar. O conflito foi crescendo pouco a pouco no inconsciente e gera dúvida de como combater. Está envolvido sentimentos de autodesvalorização, abandono.

"Não estou no meu lugar", "Não estou no meu território".

Acne: pústulas, abscessos pequenos – na testa, nariz, tórax, parte superior do dorso (umidade-calor nos meridianos do Pulmão e do Estômago). Ao redor do nariz, boca, sobrancelha (pode indicar calor no sangue no período menstrual e com emoções).

Medicamento: Ching Shang Fang Feng Tong. Na presença de pus acrescentar Yin Qiao San. Sem pústula acrescentar Wu Wei Xiao Du Yin. Dosagem sob prescrição médica.

Emocionalmente: conflito de identidade, desvalorização estética e social.

Afonia aguda: voz fraca ou ausente. Na Medicina Chinesa, em geral, ocorre por excesso de vento-frio, com ou sem asma.

Afonia crônica: deficiência do Qi do Pulmão e do Baço.

Medicamento: por deficiência do Qi do Pulmão e Baço: Shen Mi Tang + Si Jun Zhi Tang – por deficiência do Yang do Rim: acompanha afonia, tosse, cansaço, urina de pouco em pouco, sensação de frio, dores lombares: Jin Gui Shen Qi Wan + Si Jun Zhi Tang – na afonia aguda invasão de vento-frio: Ma Huang Tang. Dosagem sob prescrição médica.

Emocionalmente: pode significar grandes medos, guardar as palavras na garganta, não falar, sentir-se separado das pessoas que o escutam ou que deveriam escutar suas palavras.

Aftas: podem ser agudas em decorrência de vento-calor ou vento-frio.

- **Invasão de vento-calor:** sintomas de febre, aversão ao frio, tosse, dor de garganta, obstrução nasal, dor de cabeça, aftas vermelhas, inchadas com líquido purulento. Medicamento: Yin Qiao San.

- **Invasão de vento-frio:** sintomas de gripe, com ligeira falta de ar, obstrução nasal, tosse, frio, garganta irritada, dores no corpo, afta na parte interna da bochecha, brancas, inchadas. Medicamento: Xiao Qing Long Tang. Dosagem sob prescrição médica.

- **Crônicas:** são recorrentes vai e voltam, podem ser causadas por calor no Estômago, calor no coração, calor no Fígado.

- **Crônica, por calor no Estômago:** sintomas de dor no Estômago em queimação, refluxo ácido, fome excessiva, sangramento de gengivas, náusea, mau hálito e aftas nas gengivas e na parte interna das bochechas vermelhas. Medicamento: Qing Wei Tang. Dosagem sob prescrição médica.

- **Crônica, por calor no Coração:** sintomas de sede, palpitações, agitação mental, insônia, sono perturbado, sonhos agitados, sensação de calor. Aftas na língua, como úlceras. Medicamentos: Xie Xin Tang + An Shen. Dosagem sob prescrição médica.

- **Crônica, por calor no Fígado:** úlceras na parte interna da bochecha muito dolorosas e vermelhas, sede, gosto amargo na boca, dor de cabeça, tontura, zumbido, irritabilidade, raiva, constipação, urina escura. Medicamento: Long Dan Xie Gan Tang. Dosagem sob prescrição médica.

Emocionalmente: pode ser um conflito com a verdade que se quer dizer e a imagem que se quer conservar. Acaba não falando a verdade. Conflitos relacionados à profissão, à família.

Alergia: reação exagerada a uma substância (hipersensibilidade). Pode se apresentar de várias maneiras, mais frequentemente na epiderme e mucosas. Estímulos visuais, olfativos, auditivos, cinéticos e gustativos podem reviver antigos contatos e traumas e desencadear novas crises.

- **Na pele:** ver dermatite atópica.
- **Nasal:** ver rinite alérgica.
- **Pulmonar:** ver bronquite.

Emocionalmente: conflitos de separação. Recordações da separação definitiva de uma pessoa morta com a qual não foi resolvida uma discórdia. Não há sintomas alérgicos se o conflito já foi resolvido. A repetição de conflitos de separação pode desencadear novas reações alérgicas.

Alopecia: ver queda de cabelo.

Alzheimer: atrofia do córtex cerebral, localizada especialmente nas regiões parieto-têmporo-occipital, lesões do hipocampo e dilatação dos ventrículos cerebrais. Vê-se placas senis e degeneração das fibras neurais. Sintomas: demência maciça e progressiva, transtornos de memória, desorientação temporal e espacial, dificuldades na fala (afasia), perda da capacidade de executar movimentos e gestos precisos (apraxia), não identifica e nem reconhece objetos, apesar de ter a funções sensoriais de ver, ouvir e tocar intactas.

Na Medicina Chinesa: o Rim rege o Cérebro físico e o Fígado rege a função cerebral. É uma doença do vazio interior, com sinais de plenitude na superfície. Existe deficiência do Qi e do Xue (sangue) ou insuficiência de Jing (essência renal). Com isso, cresce uma energia chamada perversa, como vento patogênico interior, fogo, mucosidade e estase de sangue. Essas energias ascendem à cabeça e causam obstrução dos vasos, impedindo que o Yang Qi puro, os líquidos orgânicos e nutrientes possam ser levados ao Mar das Medulas (Cérebro). Com o tempo surge a deficiência do Shen Qi (energia do Rim) e do Yuan Qi (energia pré-natal).

Medicamento: diversos tratamentos são discutidos com ervas chinesas, mas vai depender do estágio da doença e dos desequilíbrios que estão em constante mudança; exige a presença do médico com exames periódicos do pulso e da língua. Devido a isso, não citarei nenhuma erva chinesa específica, pois podem ser usadas várias ao mesmo tempo, dependendo dos desequilíbrios presentes em cada fase. Liu Wei Di Huang Wan (aumenta o Yin do Rim) ou Zuo Gui Wan que também restabelece a essência vital do Rim e do Sangue. Dosagem sob prescrição médica.

Emocionalmente: conflito de separação brutal, conflitos repetitivos não resolvidos com dinheiro, parentes, trabalho, lugar, que provocam inúmeras cicatrizes, até um nível insuportável. Recordações demasiado duras. Falta de reconhecimento. Opta por isolamento, viver seu próprio mundo.

Amigdalite: ver dor de garganta.

Anemia: podem ser agudas ou crônicas, ou ainda por alguma deficiência.

- **Agudas:** em consequência de perdas sanguíneas, ou no período de convalescença de pós-operatórios ou pós-parto. Medicamento: Ba Jen Tang, Si Wu Tang, Gui Pi Tang. Os medicamentos tonificam o sangue e impede perdas sanguíneas espontâneas. Dosagem sob prescrição médica.

- **Crônicas:** por má absorção de alimentos, tem como fator principal deficiência do Qi do Baço. Perdas sanguíneas crônicas. Medicamentos: Bu Zhong Yi Qi Tang, Si Wu Tang, Ping Wei San, Dang Gui Bu Xue Tang. Dosagem sob prescrição médica.

- **Deficiência na produção de sangue:** em geral por deficiência de Yin do Rim e do Baço. Medicamentos: Si Wu Tang, Zuo Gui Wan/Yo Gui Wan, Dang Gui Bu Xue Tang. Dosagem sob prescrição médica.

Emocionalmente: nas anemias crônicas, pode significar necessidade de sobrevivência da família acima de si mesmo, deixa os recursos da vida para os outros: "não necessito de tanta vida". Dar o "sangue para os outros". Autodesvalorização.

Angina do peito: ver infarto do miocárdio.

Anorexia: sem vontade de comer ou sente fome, mas não come. Com o tempo para de comer. Na Medicina Chinesa:

- **Qi do Fígado invade o Estômago:** causa emocional. Medicamento: Chai Hu Shu Gan Tang. Dosagem sob prescrição médica.
- **Baço deficiente:** anorexia, distensão abdominal, fezes amolecidas dor no Estômago, cansaço. Medicamento: Qing Wei Tang, Si Jun Zhi Tang. Dosagem sob prescrição médica.
- **Umidade-calor no Estômago:** boca com gosto amargo/pegajosa, peso no Estomago, náusea, sede sem vontade de beber água, dor de cabeça frontal em peso. Medicamento: Qing Wei Tang, Long Dan Xie Gan Tang. Dosagem sob prescrição médica.

Emocionalmente: estresse emocional, irritabilidade, raiva e preocupação excessiva. Problemas relacionais como: falta de relacionamentos profundos, rejeição, dor de rompimentos afetivos, falta de prazer na relação devido ao medo de sofrer com os rompimentos. Conflitos ativos com a mãe, "minha mãe controla minha vida, meus espaços e minha identidade", a solução é não comer. Desejo de desaparecer, de não existir. Amor incompreendido.

Ansiedade: a ansiedade de pequenas proporções é saudável, pois motiva e impulsiona o indivíduo para as realizações. Em excesso, é diagnosticado transtorno de ansiedade, que a médio prazo pode desencadear/síndrome do pânico, compulsões ou depressão. O sistema nervoso simpático dispara e toma o controle do corpo, para se esquivar do perigo. Sintomas de luta e fuga, adrenalina alta. O perigo está no inconsciente, reagimos ao medo sem saber qual. As causas podem ser: sentimentos de limitação, desvalorização, impotência, medo, a ansiedade sempre esconde uma emoção inconsciente. Devemos buscá-la, enfrentá-la. Desenvolvermos a crença de que somos capazes de realizar, entender e resolver. Acreditando, conseguimos raciocinar melhor e enfrentar com calma e ponderação os obstáculos.

Na Medicina Chinesa a ansiedade está diretamente relacionada ao meridiano do Coração, por diversas causas como: deficiência ou excesso de calor no Coração originado por desequilíbrios de outros órgãos como Fígado e/ou Baço e Rim; calor deficiente no Coração: sono entrecortado, lapso de memória, suores noturnos, acordar ansioso. Medicamento: Tian Wan Bu Xin Dan. Dosagem sob prescrição médica.

- **Calor em excesso gerando Fogo no Coração, vindo do Fígado:** medicamento: Tian Wan Bu Xin Dan. Acrescentar outros medicamentos conforme sintomas: tontura, vertigem, zumbido, aumento de pressão arterial: Tian Ma Gou Ten Yin. Dosagem sob prescrição médica.

- **Insegurança:** medicamento: Suan Zao Ren Tang. Dosagem sob prescrição médica.

- **Histeria, irritabilidade, impaciência**: medicamento: Gan Mai Da Zao Tang. Dosagem sob prescrição médica.

- **Labilidade emocional**: medicamento: Chai Hu Shu Gan Tang. Dosagem sob prescrição médica.

- **Angústia, irritabilidade, peito fechado, compulsões, manias:** medicamento: Chai Hu Jia Long Gu Mu Li Tang. Dosagem sob prescrição médica.

Emocionalmente: conflito de desvalorização, impotência, muito medo, incapacidade para afrontar algo. A ansiedade esconde outro conflito, outra emoção, que está na superfície e que devemos buscar.

Ânus – prurido e fissura: estado de umidade-calor juntos no local, podendo apresentar até queimação no ânus. Fecha o orifício constantemente, sem perceber. Tônus local aumentado pelos estados de medo, contenção de raiva, autocontrole excessivo.

Medicamento: Yi Zhi Tang, Run Chang Wan (para fezes ressecadas). Dosagem sob prescrição médica. Pomada local: Rhei com Scutellariae Composto, aplicar duas vez ao dia.

Emocionalmente: falta de contato com as emoções relacionadas com essa parte do corpo. Conflito de estar separado, com rancor e injustiça, que me corrói. Dificuldade com temas da sexualidade e agressividade.

Artrite reumatoide: síndrome de retenção de frio constitucional agravada por umidade, mucosidade, estagnação de frio e sangue.

Sintomas: edema, rubor e calor nas articulações, principalmente das mãos, punhos, coluna cervical, com destruição da cartilagem, deformidades, rigidez matinal. Geralmente são inflamações simétricas em cada fase aguda.

Na Medicina Chinesa: invasão de vento-umidade; dor em peso, perda de sensibilidade. Em geral é uma dor fixa que piora em clima úmido. Dor móvel: também pela penetração de vento, com sensibilidade superficial, dor muscular, limitação do movimento, a dor migra de articulação para articulação. Dor tipo calor: vento que penetra e se transforma em calor interior, isso ocorre devido à deficiência de Yin. Provoca calor, rubor, edema, sede e febre.

Na fase avançada pode acometer os gânglios linfáticos, Baço, queda de glóbulos brancos. Mais raramente pode afetar Coração, Rim, Pulmão e Fígado.

Medicamento: Wu Ji San, Shu Gin Huo Xue Tang, Jiuan Bi Tang (rigidez articular), Duo Huo Ji Sheng Tang (artrite crônica), Yi Yin Ren Tang, Xiao Huo Luo Dan. Dosagem sob prescrição médica. Necessita acompanhamento médico contínuo.

Evitar alimentos doces, refinados, com conservantes, corantes, glúten, leite e queijos, biscoitos e pães industrializados, refrigerantes, fast-foods. Comer legumes, verduras, principalmente inhame, grãos integrais, cúrcuma (açafrão), algas e suco verde.

Emocionalmente: conflito transgeracional, conflito crônico de lenta e contínua desvalorização, culpas por gestos realizados no passado, se pudesse voltaria e faria diferente. Ações com culpa, ações equivocadas ou impedidas. Conflitos de ira ou raiva. Pessoa muito crítica com ela e com os outros, fixação no negativo.

Artrose: processo degenerativo crônico, levando à degeneração das cartilagens das articulações. Movimentos forçados por muito tempo, excesso de peso.

Na Medicina Chinesa: em geral, por deficiência do Yin do Rim, mais acúmulo de umidade. Apresentam sintomas de rigidez articular, deformidades nas articulações, dor, atrofia muscular.

Imprescindível praticar exercícios que melhorem as musculaturas, tonificar e hipertrofiar os músculos para que possam não sobrecarregar as articulações. Os medicamentos são variados desde que seja diagnosticada as deficiências corretamente.

Medicamento: para tonificar o Rim (lembrar que o Rim rege os ossos), Liu Wei Di Huang Wan, Qi Bao Mei Zan Dan, Yo Gui Wan, Gui Lu Er Xian Jaio – escolher um entre eles. Dosagem sob prescrição médica.

Acrescentar medicamentos para Síndrome de Dores: Jiuan Bi Tang, Du Huo Ji Sheng Tang, Yi Yi Ren Tang, Xiao Huo Luo Dan. Muitas vezes temos que testar aos poucos para identificar qual deles faz melhor efeito. Dosagem sob prescrição médica.

Emocionalmente: desvalorização profunda. Não se crê merecedor da vida que tem ou teve.

Audição: ver surdez.

AVC (Acidente Vascular Cerebral): acidente neurológico agudo de rápida evolução, de origem isquêmica vascular. Interrupção brutal do fluxo sanguíneo em uma zona determinada do cérebro, com a consequente morte de algumas células. O AVC pode ser hemorrágico, ao romper-se um vaso sanguíneo, ou isquêmico, quando se produz um tampão na artéria. Se o tampão é produzido no local, chama-se "trombose", mas se for formado do outro lado e arrastado pela corrente sanguínea até obstruir uma artéria menor, é chamado de "embolia".

Os sintomas são variados: paralisia facial ou de algum membro de um lado do corpo, cegueira ou transtornos visuais, dores de cabeça violentas, vertigem, quedas, dificuldade de expressão e compreensão, etc.

Na Medicina Chinesa: quadro grave devido a deficiência do Qi central ou deficiência do Sangue; estagnação do Qi ou do Sangue nos vasos, nos meridianos principais de energia e nos colaterais.

Medicamento: Bu Yang Huan Wu Tang – fórmula para tratar a estagnação de Sangue na região encefálica nos casos de acidente vascular cerebral e suas sequelas como: hemiplegia, dislalia, desvio da comissura labial, paralisia muscular, facial, atrofia muscular generalizada. Necessária prescrição médica complementar. Dosagem sob prescrição médica.

Emocionalmente: enorme estresse, por várias razões que levam ao confinamento da vida. Perda de território acompanhado de desvalorização, por ter raciocinado errado, pensado mal, má decisões. Conflito por não poder enfrentar algo ou alguém intelectualmente. Desejo de dar ordens, de dirigir seu destino e de sua família, seu mundo, seu país, porém se sente desvalorizado e com medo para tal.

B

Blefarite – Terçol: inflamação na parte externa da pálpebra, edema, vermelhidão e presença de pústulas.

Na Medicina Chinesa: presença de umidade-calor no aquecedor superior, é a exteriorização de vento-calor gerado no Fígado.

Medicamento: Wu Wei Xiao Du Yin. Dosagem sob prescrição médica.

Emocionalmente: dificuldade de enfrentar a vida, algum assunto que gera raiva, ira, contrariedade com algo que "quero ver, não quero ver", circunstâncias com filhos, empresa, coisas que não quer enfrentar.

Bócio: múltiplos nódulos na tireoide.

Na Medicina Chinesa é síndrome de umidade-calor-tóxico, fazendo estagnação de energia no pescoço, podendo formar massa tumoral benigna e processos inflamatórios na região cervical.

Medicamento: San Shong Kui Jian Tang. Dosagem sob prescrição médica.

Emocionalmente: cada nódulo é um conflito não resolvido "quero mover-me, mas não posso", "tenho que atuar rápido e não faço nada", "penso e não falo".

Bronquite: invasão de vento externo provocando retenção e acúmulo-calor no Pulmão com sintomas de febre, tosse com expectoração amarela, falta de ar, batimento de asa de nariz, sibilo (chiado) boca seca e sede intensa. Medicamento: Ma Xing Gan Shi Tang. Dosagem sob prescrição médica.

Invasão de vento-frio no Pulmão: sintomas de falta de ar, coriza, expectoração esbranquiçada, calor discreto, frio intenso e língua branca. Medicamento: Ji Choan Tang (sinônimo de Shen Mi Tang), Xiao Quing Long Tang Ji Sou Tang, as três eliminam frio e promovem expectoração. Dosagem sob prescrição médica.

Bronquite crônica: deficiência do Yin do Pulmão.

Medicamento: Mai Men Dong Tang. Dosagem sob prescrição médica.

Emocionalmente: ambiente familiar conflituoso, com brigas, gritos, ou não, porém, com tensão e insatisfação permanente e perceptíveis. Falta de comunicação, silêncio. Deseja ter o espaço que não tem, vive em um espaço imposto. Em crianças, procurar conflito com pais ou cuidadores. Eles também podem adoecer por medo de separação. Em adultos, raiva e ira por conflitos de disputa de território.

C

Cabelo: ver queda de cabelo.

Câimbras: as causas são estagnação de Qi e deficiência de Sangue com sintomas de parestesias, formigamentos, distensão muscular, que piora no repouso e melhora no movimento. Medicamento: Shen Tong Ju Yi Tang. Dosagem sob prescrição médica.

Emocionalmente: excesso de carga por abandono da estabilidade normal. Esforços prolongados que deve fazer na vida.

Cálculo renal: na Medicina Chinesa, cálculo renal é a presença de umidade-calor no baixo-ventre. Desequilíbrio do Baço gera umidade e calor, em geral da estagnação do Qi do Fígado. Medicamento: Ba Zheng San (fórmula que elimina calor e umidade do baixo-ventre). Dosagem sob prescrição médica.

Emocionalmente: falta de delimitação de território. Alguém ocupa o seu lugar e o impede de delimitá-lo. Pessoa preocupada com a luta pela sobrevivência, medo de faltar algo (ver cólica renal).

Câncer: faz parte das síndromes complexas na Medicina Chinesa, porém, o que prevalece é a retenção de umidade-calor que proporciona facilidade de proliferação celular. Merece um livro à parte, tamanha a variedade de órgãos que pode acometer, são causas e tratamentos diversos.

Catapora: doença viral que provoca calor na camada Wei (na superfície da pele), Vesículas na pele com líquido claro, febre, dor de cabeça, coriza. Medicamento: San Ju Yin + Yin Qiao San. Dosagem sob prescrição médica.

Catarata: ver visão.

Caxumba: invasão de vento-frio, febre, calafrios, dor no pescoço e cabeça, tosse, inchaço atrás da orelha. Medicamento: Ge Gen Tang ou Yin Qiao San. Dosagem sob prescrição médica.

Cistite: ver infecção urinária.

Climatério: ver menopausa.

Cloasma gravídico: manchas escuras na pele durante e após a gravidez. Estagnação do Qi do Fígado. Medicamento: Jia Wei Xiao Yao San, imediatamente após o parto até desaparecer. Dosagem sob prescrição médica.

Colesterol alto: na Medicina Chinesa, estagnação de calor e umidade no Fígado, causas hereditárias, alimentação com excesso de carboidratos e/ou gorduras álcool. Medicamento: *Monascus purpúreus* (extraído do fungo que fermenta o arroz vermelho, tem monoclinas naturais), doses variáveis até abaixar, depois pode ser suspenso ou manter em baixas dosagens, conforme cada caso. Controlar alimentos, fazer exercícios. Dosagem sob prescrição médica.

Emocionalmente: relacionado a alguma falta de apoio, principalmente da família, sente-se só. Conflito de reparação por perda de território, de apoio.

Cólica menstrual: ver as ervas dos ciclos menstruais e acrescentar para dor Rhizoma Corydalis + Shao yao Gan Cao Tang. Dosagem sob prescrição médica. O mais importante é identificar o desequilíbrio menstrual com ciclos atrasados, adiantados, prolongados ou curtos, tratar o mês todo para evitar os sintomas de cólicas quando se aproxima o período menstrual.

Cólica renal: dor maciça aguda, espástica, não melhora mudando de posição, nem com a palpação. Melhora com calor local. É dor visceral intensa, vem sem aviso, decorrente da passagem de cálculo renal pelos ureteres. Após a crise, regular umidade-calor alojados no Rim devido ao desequilíbrio do Fígado e do Baço.

Medicamento para crise: Shao Yao Gan Cao Tang. Dosagem sob prescrição médica. Outros medicamentos podem ser usados para dissolver e evitar a formação de novos cálculos, serão específicos para cada caso (ver cálculo renal).

Emocionalmente: ressentimentos de culpa, raiva, medo de não estar sendo útil, válido. Inconsciência de si mesmo.

Conjuntivite: ver visão.

Contusão: trauma osteomuscular, distensão muscular, entorse, tendinite crônica, com hematoma e sinais inflamatórios. Causa estagnação de sangue, rubor, calor no local. Medicamento: Jan Gu Tz Jin Tang – ativa a circulação, elimina a estase de sangue no local, elimina a dor, acelera o processo de cicatrização e calcificação óssea. Dosagem sob prescrição médica.

Corrimento vaginal: na Medicina Chinesa:

- **Estagnação do Qi:** (energia) do Fígado.

  Emocionalmente: está passando por fase de raiva e frustrações, planeja de um modo e sai de outro. Quer controlar tudo.

  Sintomas: secreção vaginal branca/amarela, sem odor, irritação local, com desconforto abdominal.

  Medicamento: secreção branca: Wan Dai Tang; secreção amarela: Ba Wei Dai Xia Tang. Dosagem sob prescrição médica.

- **Por mucosidade – frio:** aqui temos o envolvimento da energia do Rim. Atenção nos sintomas emocionais de medo, às vezes, a mulher está sendo muito autoritária para ocultar o medo de que algo não dê certo.

  Sintomas: secreção vaginal intensa, profusa, branca, pálida, com odor, dor nas costas, vontade de urinar toda hora, sensação de frio no corpo.

  Medicamento: Dang Gui Shao Yao San + Wan Dai Tang + Gui Lu Er Shian Jiao. Dosagem sob prescrição médica.

- **Por mucosidade e umidade:** mucosidade e umidade têm sempre correlação com a deficiência de Yang do Baço

Emocionalmente: apresenta sintomas de preocupação excessiva, ideias repetitivas.

Sintomas: secreção vaginal intensa, espessa e branca, sem odor, porém, não cessa, com prurido na vulva e vagina.

Medicamento: Dang Gui Shao Yao San + Wan Dai Tang + Bu Zhong Yi Qi Tang (para o Baço). Dosagem sob prescrição médica.

- **Por mucosidade e calor:** secreção vaginal amarela, chegando a sair marrom espessa, grudenta, com forte odor, prurido vulvar e vaginal intenso, dor na relação sexual.

Emocionalmente: existe preocupação acompanhada de raiva, irritabilidade e frustrações.

Medicamento: Long Dan Xie Gan Tang+ Ba Wei Dai Xia Tang. Dosagem sob prescrição médica.

Crohn: inflamação crônica do intestino de origem desconhecida. Pode afetar mais o íleo e produz ulcerações, abscessos, fístulas e oclusões. Sintomas de dor abdominal com aversão à palpação, diarreia, inapetência, distensão abdominal.

Medicamento: Da Huang Mu Dan Pi Tang – é uma erva que resfria o interior, seda o calor do Intestino, elimina edema, dispersa massa estagnante intestinal. Dosagem sob prescrição médica.

Emocionalmente: conflito de não poder "digerir" algo, geralmente combinado com preocupação por carência material ou afetiva. Sentimento de autodesvalorização "não sirvo para nada".

D

Dengue: doença epidêmica infecciosa, causada por vírus, transmitida pelo mosquito *Aedes aegypti*.

Sintomas: febre, dor de cabeça, dores musculares fortes, erupção cutânea semelhante a sarampo. Em um pequeno número de casos pode evoluir para dengue hemorrágica, resultando em sangramento, baixos níveis de plaquetas, extravasamento de sangue e diminuição da pressão arterial a níveis perigosamente baixos.

Medicamento: Qin Wen Bai Du Yin (síndrome de calor febril com retenção de calor tóxico) ou Xiao Chai Hu Tang. Dosagem sob prescrição médica.

Depressão: alteração da consciência, da percepção, com tristeza, desencorajamento e apatia. Está ligada a questões pessoais, muitas vezes inconscientes.

Medicamento: diversos medicamentos são utilizados na fitoterapia chinesa, mas devem ser prescritos individualmente. Entre eles estão: Chai Hu Long Gu Mu Li Tang (auxilia o humor, a ansiedade, o choro, por meio do meridiano do Fígado e da Vesícula Biliar); Tian Ma Bu Xin Dan (equilibra e revigora o Coração), age nos sintomas de angústia, insônia e ansiedade; Suan Zao Ren Tang (harmoniza a mente, nutre o Sangue do Fígado, auxilia na depressão, na síndrome do pânico, em pesadelos e neurastenias; Gan Mai Da Zao Tang (deficiência de Sangue do Coração e estagnação do Qi do Fígado); acalma a mente, diminui a irritabilidade, melhora a falta de concentração, melhora o humor. Dosagem sob prescrição médica.

Emocionalmente: conflito de identidade e de território, desvalorização e culpa.

Dermatite atópica: também chamado de eczema atópico. Sintomas de lesões cutâneas vermelhas, secas, ulceradas e pruriginosas. Na Medicina Chinesa: retenção de Fogo maciço no interior e exterior, predominância de calor superficial na pele ou vento-calor-umidade vindos do exterior.

Medicamento: Huang Lian Jie Du Tang, Fang Feng Tong Sheng San, Xiao Feng San (para vento-calor-umidade). Dosagem sob prescrição médica.

Emocionalmente: conflito de separação principalmente relacionado a espaço e lugar.

Dermatite seborreica: a pele descama, comum no couro cabeludo, normalmente conhecida como caspa, em bebês é conhecida como crosta láctea. Desequilíbrio do Baço e do Fígado.

Medicamento: Huang Lian Jie Du Tang, Fang Feng Tong Sheng San, Xiao Feng San (para vento-calor-umidade). Dosagem sob prescrição médica.

Emocionalmente: também conflito de separação.

Diabetes tipo 1: chamada diabetes juvenil, falta insulina, também considerada autoimune.

Medicamentos hipoglicemiantes e insulina alopáticas. Pouca utilidade tem os fitoterápicos na metabolização da glicose, pois não substituem a insulina, mas podem ajudar no tratamento das deficiências do Fígado, Rim, Pulmão, líquidos orgânicos, enfim, serão sintomáticos apenas. Casos assim sempre serão acompanhados por médicos.

Emocionalmente: "devo resistir, há um perigo"; "a ternura é perigosa para mim"; "não quero que entre amor dentro de mim". Quase sempre indica casa dividida por dois. Isolamento em casa, relações frias e distantes.

Diabetes tipo 2: aqui, o Pâncreas fabrica normalmente a insulina, porém ela não penetra na célula, não faz o metabolismo da glicose. Existe resistência à insulina.

Na Medicina Chinesa: deficiência profunda do Yin, começa pela deficiência de Yin do Fígado, depois gera aumento do calor interior (aumento do Yang), deficiência do Qi (energia) do Paço-Pâncreas. Afeta o triplo aquecedor, diminui líquidos orgânicos levando consequências para Pulmão, Estômago e Rim. Portanto é uma Síndrome complexa. Este vazio de Yin provoca calor-seco, que vai lesar tanto o Qi como o Yin. O vazio de Qi e de Yin progride para vazio de Yin e de Yang geral, afetando a circulação do sangue.

Tratamento: dieta com restrição de carboidratos (pão, massa, doce e frutas). Vários medicamentos fitoterápicos são necessários e dependerá de cada indivíduo. Focar na nutrição do Yin e do Qi do Baço-Pâncreas, do Fígado, usar ervas que purifiquem calor interior. Tradicionalmente usa-se Yu Quan Wan, associada a outras fórmulas que serão prescritas por médico experiente. Nunca suspender tratamentos alopáticos para substituir por fitoterápicos sem acompanhamento médico, muitas vezes podem ser associados os dois tratamentos de maneira correta e sem riscos.

Na fitoterapia brasileira são usadas algumas plantas como: pata-de-vaca, erva-baleeira, palma-christi, pau-tenente, jambolão, pedra ume kaa, em forma de chás, extratos ou cápsulas.

Emocionalmente: na mulher com diabete do tipo 2, conflitos de asco, impedir que algo real ou simbólico penetre na sua vida. A ternura ou a doçura é percebida como um perigo, frieza nas relações, falta de amor. Ex: rejeição do pai, mãe, marido ou filho. A pessoa sente que não é amada, que não é aceita numa relação. No homem com diabetes tipo 2, conflitos de resistência. Permite viver resistindo, mas se isola, fica ilhado.

Diarreia: na Medicina Chinesa o órgão mais afetado é o Baço-Pâncreas, porém podem também estar envolvidos Estômago, Intestino Delgado, Intestino Grosso e Fígado.

• **Aguda:** causada por umidade-frio ou umidade-calor, fatores alimentares ou ambientais que vêm de fora e agridem o interior.

Sintomas: febre ou não, fraqueza, cansaço, dores musculares, diarreia com restos alimentares, náuseas e vômitos. Medicamento: Huo Xiang Zheng Qi San. Dosagem sob prescrição médica.

Sintomas: diarreia, coriza, tosse, dor na região cervical, sintomas de gripe. Medicamento: Huo Xiang Zheng Qi San + Ge Gen Tang. Dosagem sob prescrição médica.

Sintomas: diarreia explosiva, quente, ardor anal, fétidas, com sangue, com ou sem febre. Tem participação do calor do Fígado.

Medicamento: Huo Xiang Zheng Qi San + Shao Yao Gan Cao Tang.

- **Crônica:** deficiência do Qi do Baço, Deficiência do Yang do Baço, Frio/Umidade no Baço, Estagnação do Qi do Fígado, Deficiência do Yang do Rim.

  Sintomas: fezes matinais diariamente pastosas, ou finas, liquefeitas, malformadas. Medicamento: Huo Xiang Zheng Qi San + Bu Zhong Yi Qi Tang. Dosagem sob prescrição médica.

  Sintomas: diarreia com distensão abdominal, gastrite, hiperfermentação gástrica, indigestão. Medicamento: Xiang Sha Ping Wei San. Dosagem sob prescrição médica.

  Sintomas: diarreia com alternância de constipação, que se agrava com emoções. Medicamento: Huo Xiang Zheng Qi San + Chai Wu Shu Gan Tang. Dosagem sob prescrição médica.

  Sintomas: fezes esborrifando, explosivas, pútridas, com muco, sangue escuro, dor abdominal em facada transfixante, tenesmo (desejo constante de evacuar, com quantidades mínimas de fezes). Medicamento: Huo Xiang Zheng Qi San+ Shao Yao Tang.

  Emocionalmente: nas diarreias crônicas pode haver conflito de medo visceral, de convivência difícil, carência de amabilidades, conflito por querer limpar-se ou livrar-se de algo, por estar muito apegado a seu território e forma de vida.

Dores na Medicina Chinesa:

- **Dores difusas do tipo surda:** estagnação de Qi e Sangue nos pequenos canais de energia, por deficiência do Baço; estagnação do Qi do Fígado; deficiência de Qi do Sangue ou acúmulo intenso e generalizado de umidade.

  Medicamento: Xiao Huo Luo Dan. Dosagem sob prescrição médica.

- **Dor em "peso" ou sensação de "peso no corpo":** invasão por umidade, frio, deficiência do Qi do Baço, acúmulo de mucosidade.

Medicamento: Yi Yi Ren Tang + Jiuan Bi Tang. Dosagem sob prescrição médica.

- **Dor generalizada e que migra pelo corpo:** invasão de vento-externo ou agitação do vento-interno vindo do Fígado.

  Medicamento: Jiuan Bi Tang. Dosagem sob prescrição médica.

- **Dores articulares generalizadas:** penetração de vento frio-umidade, obstruindo o fluxo de Qi nas articulações.

  Medicamento: Du Huo Ji Sheng Tang. Dosagem sob prescrição médica.

- **Dor crônica:** decorrente do bloqueio de circulação, LER (lesão de esforço repetitivo), nevralgia, fibromialgia.

  Medicamento: Shen Tong Ju Yin Tang. Dosagem sob prescrição médica.

- **Dor por trauma:** decorrentes de traumatismos, hematomas, fraturas, favorece a calcificação dos ossos fraturados.

  Medicamento: Jan Gu Tzy Jin Tang. Dosagem sob prescrição médica.

- **Dor de cabeça:** a dor ocorre quando há estagnação de energia nos meridianos (canais de energia do corpo). Por isso a localização da dor de cabeça é importante na Medicina Chinesa.

  - *Dor no topo da cabeça e no fundo dos olhos, dor em capacete, em aperto, fotofobia:* refere-se ao meridiano do Fígado. Medicamento: Chuan Xiong Sha Tiao San. Prescrição sob orientação médica.

  - *Dor nas têmporas, na lateral da cabeça, muitas vezes só de um lado (hemicrania):* refere-se ao meridiano da Vesícula Biliar (mesmo que a mesma já tenha sido retirada, o meridiano permanece), normalmente latejante, muito associada à irritabilidade, indecisão, nervosismo. Medicamento: Chuan Xiong Sha Tiao San + Chai Hu Long Gu Mu Li Tang. Prescrição sob orientação médica.

- *Dor frontal, sensação de peso na cabeça, falta de concentração, atordoamento, associado ao Baço, ingestão de comida gordurosa, pesada.* Medicamento: Er Chen Tang, Xiang Sha Ping Wei San. Prescrição sob orientação médica.

- *Dor atrás da cabeça, occipital: refere-se ao meridiano da Bexiga, rigidez nas costas e no pescoço.* Medicamento: Pode ser Chuan Xiong Cha Tiao San + fórmula para tonificar Yin do Rim como Liu Wei Di Huan Wan, ou fórmula tonificante do Yang do Rim como Guei Lu El Shian Jaio. Prescrição sob orientação médica, tem que verificar outros sintomas origem Rim/Bexiga.

Emocionalmente: conflito de desvalorização, invalidação de si mesmo, medo, autocrítica, devemos nos reconhecer, nos validarmos.

- **Dor de garganta:** normalmente aparece com uma inflamação da faringe ou da amígdala.

  Na Medicina Chinesa é calor de superfície. Sintomas: febre, dor de cabeça, pouca tosse, dor de garganta, pouca sede, pouca transpiração.

  Medicamento: Yin Qiao San. Dosagem sob prescrição médica.

  Se for por vento-calor superficial, a dor é discreta, com muita tosse, febre, sede discreta e dor de cabeça.

  Medicamento: Sang Ju Yin (elimina vento e purifica calor). Dosagem sob prescrição médica.

Emocionalmente: medo, culpa, desconfiança, não consegue se expressar, não consegue "engolir algo". Alguma coisa não vai bem, "não engulo", "não falo", "não posso soltar", muitas vezes por ter medo ou desconfiança. Em crianças pode ser a falta de abraçar e beijar a mãe.

- **Dor de ouvido:** otite aguda da mucosa interna ou externa do ouvido.

  Na Medicina Chinesa: fatores como consumo de leite e derivados pode acumular mucosidades no ouvido e otites de repetição.

  Se for por invasão de vento-calor a dor é intensa com febre, irritabilidade, insônia, secreção amarelada purulenta, surdez.

Medicamento: Yin Qiao San, Chai Hu Qing Gan Tang. Dosagem sob prescrição médica.

Se for por invasão de vento-frio causa dor, febre, com aversão intensa ao frio, dores musculares na região do pescoço, diminuição da diurese, vômitos, diarreia.

Medicamento: Ge Gen Tang (sem sudorese), Gui Zhi Tang (com sudorese). Dosagem sob prescrição médica.

Emocionalmente: otites de repetição em crianças pode significar violência verbal da família, gritos acompanhados ou não de comportamentos violentos físicos e verbais, muito repetitivos. Tira alegria de existir, "quero voltar para o ventre da mãe", "barulho só de água".

Em adultos, pode ser o mesmo conflito da criança, com tristeza, dúvidas a respeito de sua trajetória de vida. "Não quero ouvir mais nada".

- **Dor visceral (cólica renal, biliar, menstrual, intestinal):** regula o fluxo de sangue e de Qi, nutre o Yin, relaxa o espasmo, regula o Fígado.

    Medicamento: Shao Yao Gan Cao Tang. Dosagem sob prescrição médica.

Emocionalmente: dependendo do órgão pode ser a expressão de medos, raiva, culpa.

E

Endometriose: na Medicina Chinesa, é causada pela deficiência do Qi do Fígado, acompanhada de estagnação de Sangue, deficiência do Baço com retenção de umidade, mais deficiência de Sangue no Fígado.

Sintomas de cólicas menstruais, irregularidade menstrual, hemorragia menstrual ou menstruação escassa ou ausência de menstruação, palidez cutânea, anemia, tontura, corrimento vaginal, insônia, palpitação.

Medicamento: Dang Gui Shao Yao San, fórmula que harmoniza o Fígado, fortalece o Baço e elimina umidade. Dosagem sob prescrição médica.

Emocionalmente: conflitos relacionados em ser mãe, medo de não ser boa mãe. Desejo de engravidar, mas não se julga capaz de receber um bebê. Sensação de que a "casa não é minha", inadequação na casa onde mora.

Enfisema pulmonar: na Medicina Chinesa, secura e deficiência de Yin do Pulmão, asma, batimento de asa de nariz, tosse rouca, expectoração amarela, febre, aversão ao calor.

Medicamento: Mai Men Dong Tang, Ma Xing Shi Gan Tang (pneumonia). Dosagem sob prescrição médica.

- **Vento-frio com mucosidade fluída:** dispneia, intolerância ao frio, febre, tosse, expectoração clara.

  Medicamento: Xiao Qing Long Tang + Jin Fei Cao San (com tosse intensa). Dosagem sob prescrição médica.

- **Deficiência do Yin do Pulmão e Rim:** tosse crônica, seca e fraca, expectoração branca, boca e garganta seca, emagrecimento, fraqueza.

  Medicamento: Shen Mi Tang, Bai He Gu Jin Tang. Dosagem sob prescrição médica.

Enxaqueca: grande parte das enxaquecas são provenientes de desequilíbro no Fígado, podendo estar associada ao Baço também. Vide Dor de cabeça que tem o Fígado como origem.

- **Enxaqueca pré-menstrual:** "Não me sinto à altura, não sou capaz, tenho muitas coisas a fazer, tenho medo de engravidar, tenho que ser muito eficaz no que faço".

- **Enxaqueca por estresse:** conflito de controlar e buscar sempre uma solução para tudo, "devo achar uma solução por meus próprios pensamentos, não consigo tomar decisões".

- **Enxaqueca de fim de semana:** "não tenho direito à felicidade".

Emocionalmente: em geral conflito de desvalorização intelectual, sentir o cérebro saturado pelo excesso de circunstâncias "meus pensamentos não são claros".

Emocionalmente: medo da morte, conflito de comunicação, não consegue ser entendido.

Erisipela: calor de superfície que ataca o interior, é vento-umidade e calor na camada superficial do corpo.

Medicamento: Fang Feng Tong Sheng San ou Xiao Fen San. Dosagem sob prescrição médica.

Emocionalmente: conflito de contato não desejado com pessoa baixa e vil, conflito de separação.

Esclerose múltipla: considerada uma doença autoimune, é a formação de anticorpos que atacam o sistema nervoso central, afetando cérebro, medula espinhal e nervo óptico. Ocorre mais em adultos jovens entre 15 e 50 anos, predominantemente em mulheres.

Surgem placas inflamatórias que destroem a camada que recobre e isola as fibras nervosas (camada de mielina) do Sistema Nervoso Central. Doença desmielinizante.

Sintomas: motores, de mobilidade, sensoriais e sensitivos. Formigamento e/ou entorpecimentos nos membros, no tronco ou na face. Perda de força e destreza de uma perna ou mão. Nos olhos são frequentes visão dupla, cegueira parcial, dor no olho, visão embaçada ou perda da visão central (neurite óptica).

Na Medicina Chinesa, deficiência (Yin) do Rim e do Fígado: sintomas de fraqueza muscular, atrofia dos músculos das pernas, dor nas costas, tontura, zumbido, visão borrada, olhos secos, gotejamento urinário e exaustão.

Medicamento: Zuo Gui Wan + Gui Lu Er Xian Jiao. Dosagem sob prescrição médica.

Em caso de Estase de sangue nos meridianos os sintomas são de formigamento, fraqueza, atrofia e dor nos membros.

Medicamento: Bu Yang Huan Wu Tang + Xiao Huo Luo Dan + Shen Tong Ju Yi tang. Dosagem sob prescrição médica.

Emocionalmente: grande medo com desvalorização em relação ao movimento. Conflito com autoridade e ordens, num contexto de obrigações e proibições importantes.

Esteatose hepática: acontece por acúmulo de triglicérides (gordura) no Fígado, excesso de carboidratos na alimentação, pão, massa e doces, bebidas alcoólicas, sequelas de quimioterapia ou tratamentos de doenças crônicas com uso de corticoides.

Medicamento: Chai Wu Shu Gan Tang – dispersa a estagnação do Qi (energia) do Fígado, harmoniza o Fígado, ativa a circulação de sangue no Fígado. Xiao Chai Hu Tang – elimina fatores perversos no Fígado, ou seja, desintoxica. Normaliza a atividade do Fígado, Estômago e Vesícula Biliar. É importante diminuir os carboidratos da dieta e gorduras saturadas, frituras, etc. Dosagem sob prescrição médica.

Emocionalmente: relacionado a conflito de falta ou de carência: fome, dinheiro, família. Coisas que precisamos limpar em relação a família e que não fazemos.

Estresse: atualmente, a Organização Mundial de Saúde considera o estresse uma epidemia global. Gera insônia, perda de motivação, síndrome do esgotamento profissional, cansaço, falta de energia, envelhecimento precoce, diminuição de colágeno, diminuição do desejo sexual, relacionamentos frios, disfunções hormonais, angústia, vontade de chorar, ansiedade insuportável, sensação de corpo estranho na garganta, tensão muscular, principalmente no pescoço, suspiros frequentes, enxaqueca, dor no peito, maxilares doloridos e tensos, diarreia, falta de apetite e gastrite.

O estresse estimula o hipotálamo, que libera ACTH, que estimula a função das suprarrenais que começam a produzir adrenalina e cortisol, promovendo estímulos de "luta e fuga".

Na Medicina Chinesa existe estagnação geral do Qi levando a um grave desequilíbrio energético, envolvendo principalmente os meridianos do Coração e do Fígado.

Medicamento: Suan Zao Ren Tang. Gan Mai da Zao Tang, Tian Wan Bu Xin Dan, entre outros. Dosagem sob prescrição médica.

Recomenda-se corrigir as deficiências de Qi de outros órgãos, entre eles, o Rim. A homeopatia de fundo, isto é, tomar o medicamento mais seme-lhante à pessoa, será capaz de harmonizar os sentimentos e humores.

Sessões de acupuntura causam um benefício surpreendente.

F

Faringite: distúrbios que podem acometer a região da garganta, assim como a laringite e a amigdalite.

- **Aguda – por vento-frio:** garganta arranhada, dor para engolir, fala com dificuldade, febre, sem secreção.

  Medicamento: Ma Huang Tang, Jin Fei Cao San (tosse intensa). Dosagem sob prescrição médica.

Emocionalmente: raiva, fúria que o impede de falar. Necessidade grande de falar e incapacidade/medo de fazê-lo.

- **Crônica:** calor no Estômago associada a refluxo gastroesofágico (dor epigástrica em queimação, mau hálito, regurgitação ácida, fome excessiva).

  Medicamento: Wu Wei Xiao Du Yin + Qing Wei Tang. Dosagem sob prescrição médica.

Emocionalmente: conflitos de repetição, por exemplo, numa con-vivência diária, sem capacidade de falar abertamente com o outro.

Fibromialgia: síndrome de dores difusas, mais frequente em mu-lheres, de evolução prolongada, mas nunca incapacitante. Dores que se distribuem em várias partes do corpo, como nuca, escápulas, ombros, nádegas, cotovelos, joelhos e pés. Sem confirmação radio-lógica. Dores acompanhadas de fadiga, especialmente pela manhã, sono não reparador, angústia e depressão.

Na Medicina Chinesa é chamada Síndrome Bi do tipo muscular.

- **Estagnação de Qi e/ou de sangue no Fígado:** depressão, cólon irritável, TPM, gastrite, ira, labilidade emocional.

  Medicamento: Chai Wu Shu Gan Tang + Chai Hu Jia Long Gu Mu Li Tang + Shao Yao Gan Cao Tang para circular o Qi e harmonizar o Fígado.

- **Para deficiência de Sangue (Xue) do Fígado e do Coração:** associar ou não: Si Wu Tang para ansiedade, palpitação, insônia.

- **Para deficiência do Baço:** fadiga, rigidez muscular e dor: Shen Ling Bai Zhu San.

- **Patógenos – frio/umidade em músculos:** peso que piora com frio e umidade: Jiuan bi Tang. E Xiao Huo Luo Dan com rigidez muscular no frio e umidade.

  Todas as dosagens sob prescrição médica.

Emocionalmente: predomina o conflito de desvalorização, impotência "não posso me mover em nenhuma direção", grande dor moral. Muitas vezes não quer fazer algo, sente-se sobrecarregada, mas deve fazê-lo. Culpabilidade de medo de fazer algo mal, de se equivocar.

Fígado: é o grande "filtro do corpo", a máquina metabólica, e tem inúmeras funções (ver capítulo do Fígado).

Na Medicina Chinesa: apresenta vários desequilíbrios, entre eles, síndrome Shao Yang: sintomas de calor e frio intermitentes, opressão torácica, garganta ou boca secas, tontura irritabilidade, ansiedade, dor de Estômago, gosto amargo na boca, náusea com ou sem vômitos, diminuição da audição, zumbido no ouvido, dor abdominal, cansaço, falta de apetite.

Medicamento: fórmula que harmoniza o calor do Fígado, do Estômago e da Vesícula Biliar: Xiao Chai Hu Tang – potente hepatoprotetor, age nas cargas virais dentro do Fígado (exemplo: hepatites virais). Dosagem sob prescrição médica.

- **Estagnação do Qi do Fígado com desarmonia do Baço e do Estômago:** sintomas de nervosismo, raiva, tensão pré-menstrual, sangramento menstrual excessivo, menopausa precoce com ondas de calor, tontura, dor na região do Fígado, distúrbios menstruais, insônia, crise de choro, distensão do abdômen, constipação intestinal, bócio hipotireoidismo. Nódulos de tireoide, mama, por estagnação de energia e sangue nestas regiões, depressão, ansiedade.

Medicamento: Jia Wei Xiao Yao San, chamada de fórmula da imperatriz ou fórmula das mulheres, tem ação harmonizadora do Yin e Yang do Fígado. Dosagem sob prescrição médica. Chai Wu Shu Gan Tang: dispersa estagnação de energia e de sangue do Fígado, regula e harmoniza o Fígado, principalmente usada no intumescimento das mamas, dor de Estômago, tontura, cólica menstrual, hemangiomas hepáticos. Dosagem sob prescrição médica.

- **Fogo maciço no Fígado:** olhos vermelhos, conjuntiva ressecada, visão obscurecida, boca amarga, câimbras, espasmos musculares, distúrbios de mobilidade, unhas fracas e ressecadas, dor no hipocôndrio direito, na região do Fígado, dor de cabeça, constipação, urina concentrada, irritabilidade, hipertensão arterial, prurido genital, cirrose hepática, sentimento deprimido.

  Medicamento: Chai Wu Shu Gan Tang; Qi Ju Di Huang Wan (para sintomas oculares); Xiao Chai Hu Tang; Long Dan Xie Gan Tang. Dosagem sob prescrição médica.

- **Vento do Fígado em movimento:** decorrente da retenção de Fogo no Fígado e na Vesícula Biliar, gera vento-interior. Pode acometer os Pulmões e o Cérebro. Sintomas de dor de cabeça, dor de garganta, tontura, convulsões, sede intensa, zumbido no ouvido, sudorese noturna, hepatite, colecistite, cálculo biliar, gastrite, otite, vaginite e cistite. Medicamento: Dang Gui Long Hui Wan. Dosagem sob prescrição médica.

- **Estagnação de sangue no Fígado:** começa com a estagnação de Qi no Fígado, que leva com o tempo à estagnação de Sangue. Sintomas de irritabilidade, tonturas, falta de apetite, insônia, dor no Estômago, distensão abdominal, indigestão, cólica menstrual, hemangioma hepático.

Medicamento: Chai Wu Shu Gan Tang. Dosagem sob prescrição médica.

Furúnculo: invasão de calor, umidade na camada superficial do corpo.

Medicamento: Fang Feng Tong Sheng San; Huang Lian Jie Du Tang. Vide outras opções no item abscesso. Dosagem sob prescrição médica.

G

Gastrite: com dor em queimação (calor no Estômago vindo do Fígado estagnado). Melhora quando come, náuseas, saburra da língua amarela, azia, refluxo, gosto amargo na boca e boca seca.

Medicamento: Qing Wei Tang. Acrescentar Long Dan Xie Gan Tang caso tenha sintomas fortes de raiva, irritabilidade com umidade maior manifestada por forte saburra amarela e espessa. Dosagem sob prescrição médica.

Emocionalmente: raiva, frustração, nervosismo e ansiedade.

• **Deficiência do Qi do Baço:** sintomas de empachamento plenitude, estase do alimento no Estômago, azia, piora quando come, refluxo, hipoatividade do Baço, diarreia, flatulência e astenia.

Medicamento: Si Jun Zhi Tang (tonifica e nutre o aquecedor médio – Baço/Estômago), An Jong San (retenção de frio no Baço/Estômago). Dosagem sob prescrição médica.

Emocionalmente: conflito de contrariedade. Preocupação excessiva de faltar o sustento. Sofre por antecipação.

Glaucoma: ver visão.

Gota: ver ácido úrico.

Gripe: doença infecciosa provocada por diversos vírus.

- **Invasão de vento-frio:** febre, intolerância ao frio, secreção brônquica, coriza abundante branca ou amarelada, falta de ar, tosse, ausência de suor.

  Medicamento: Xiao Qing Long Tang. Dosagem sob prescrição médica.

- **Invasão de vento-frio no Tay Yang:** resfriado comum com febre discreta, sem suor, aversão intensa ao vento frio, dores e espasmos musculares nas costas e na nuca, dor de ouvido, vômito, diarreia, diminuição da diurese e plenitude gástrica.

  Medicamento: Ge Gen Tang. Dosagem sob prescrição médica.

- **Invasão de vento-calor:** dor de cabeça, rigidez na nuca, suor espontâneo, aversão ao vento, coriza, espirros e ausência de sede.

  Medicamento: Gui Zhi Tang (Sr. Apoplética Tai Yang). Dosagem sob prescrição médica.

H

Hepatite: causada por vírus específicos chamados A, B, C e D. Os mais conhecidos são A, B e C. Existem também hepatites medicamentosas e autoimunes. O Fígado participa da digestão, é um laboratório que depura o organismo. A hepatite altera a função biológica de depuração, pois existe um processo inflamatório no órgão. Na fase de convalescência da hepatite A, B ou C há queda da resistência, debilidade, cansaço, fraqueza. Na Medicina Chinesa a presença de umidade-calor vindo de fora atravessa a camada Wei superficial da pele, interiorizando para o Fígado (Shao Yang), e para camada Yang Ming (intestino).

- **Hepatite aguda:** sintomas de febre, transpiração profusa, distensão abdominal, anorexia, náusea, icterícia, gosto amargo na boca, fraqueza, urina escura.

  Medicamento: Xiao Chai Hu Tang (desintoxicante e depurativo do Fígado). Acrescentar Xiang Sha Ping Wei San (má digestão). Dosagem sob prescrição médica.

Emocionalmente: conflitos de raiva, de rancor em relação a algo que aconteceu, conflito de rancor junto a sensação de ser agredido constantemente. Conflito de falta ou de carência de algo.

- **Hepatite crônica:** causas mais comuns são por vírus da hepatite B e C, ou hepatite autoimune. Muitas pessoas não têm sintomas, mas alguns apresentam sintomas vagos de mal-estar generalizado, perda de apetite e fadiga. A hepatite crônica pode resultar em cirrose, com aumento do Baço, acúmulo de líquido no abdômen e deterioração da função cerebral. Pode durar anos e até mesmo décadas. Na maioria das pessoas, a hepatite crônica é bastante leve e não provoca lesões hepáticas significativas. No entanto, em algumas pessoas, a inflamação contínua deteriora lentamente o Fígado, acabando por resultar em cirrose, insuficiência hepática e por vezes câncer do Fígado.

A hepatite crônica na MTC é uma patologia decorrente de umidade-calor patogênico (vírus, drogas, distúrbios metabólicos) que acometem o Fígado. Afetam o fluxo suave do Qi (energia) e a secreção da bile, e conduzem a icterícia, distensão e dor abdominal, falta de apetite e mal-estar.

Na fase crônica há várias possibilidades de evolução, geradas pela retenção de umidade-calor no Fígado e Vesícula Biliar, que lesa o Yin, umidade lesa o Baço, estase de sangue, umidade-frio em decorrência da debilidade do Yang Qi.

- **Estagnação do Qi do Fígado e deficiência do Qi do Baço:** dor e distensão abdominal, piora com as emoções, falta de apetite, alternância de fezes soltas e obstipação, fraqueza, fadiga, má digestão. Medicamento: Xiao Chai Hu Tang + Chai Wu Xu Gan Tang + Shen Ling Bai Zhu San. Dosagem sob prescrição médica.

- **Deficiência de Qi e de Yin (estagnação do Qi do Fígado):** dor fraca e difusa no abdômen à direita e na região costal, que agrava por fadiga e melhora por pressão, sede, garganta seca, agitação, sensação de calor no tórax, tontura, visão borrada, sensação de calor nas palmas das mãos e solas dos pés, suor noturno, falta de apetite.

Medicamento: Yi Gui Jian + Chai Wu Shu Gan Tang + Xiao Chai Hu Tang. Dosagem sob prescrição médica.

- **Retenção de frio-umidade (estagnação do Qi do Fígado):** dor, distensão abdominal, icterícia crônica (olhos e pele de coloração amarela-escura), falta de apetite, desânimo, membros frios, aversão ao frio, fraqueza e fezes soltas.

Medicamento: Yin Chen Wu Lin San + Bu Zhong Yi Qi Tang+ Chai Wu Shu Gan Tang. Dosagem sob prescrição médica.

- **Estagnação de Qi e estase de sangue (estagnação do Qi do Fígado):** dor em pontada no abdômen do lado direito que piora à noite, distensão abdominal, palidez, pele e olhos amarelos, pele escura, linhas vermelhas na face, massa palpável no abdômen (grande aumento do Fígado e Baço) petéquias (pequenos pontos de sangue na pele), emagrecimento, anorexia e lassidão.

Medicamento: Ge Xia Zhu Yu Tang + Chai Wu Shu Gan Tang+ Xiao Chai Hu Tang.

- **Umidade-calor no Fígado e na Vesícula Biliar:** gosto amargo na boca, distensão abdominal principalmente do lado direito, olhos vermelhos, opressão no peito, náusea, vômitos, olhos e pele amarelados e urina amarelo-escura.

Medicamento: Long Dan Xie Gan Tang + Xiao Chai Hu Tang. Dosagem sob prescrição médica.

Emocionalmente: na hepatite B, conflito de rancor, com a sensação de ser agredido constantemente; na hepatite C, conflito de rancor em relação a algo desconhecido, ou algo com que não se identifica.

Hérnia de hiato: ver refluxo gástrico.

Herpes: causada por vírus, a herpes se manisfesta como feridas contagiosas, na maioria das vezes ao redor da boca ou nos órgãos genitais. Segue alguns tipos de herpes.

- **Tipo 1:** é o herpes oral, pode acometer, além dos lábios, também as pálpebras e as narinas.
- **Tipo 2 – genital:** contato sexual na adolescência e na vida adulta.
- **Zoster:** vem do contato do vírus da catapora desde a infância. Segue o trajeto dos nervos e provoca muito dor (chamado "cobreiro"). Quando as lesões cicatrizam pode permanecer a dor por inflamação dos nervos (neurite pós-herpética) por até seis meses.

Na Medicina Chinesa o herpes vem da amplitude de calor, estagnação de Qi e de sangue no Fígado.

Medicamentos para herpes labial, calor tóxico retido em decorrência de invasão externa ou de exteriorização de calor interno, que ascende ao aquecedor superior: Wu Wei Xiao Du Yin + Pu Ji Xiao Du Yin – purifica calor e elimina toxinas.

Se for herpes labial recidivante tomar Ching Shang Fang Feng Tang. Dosagem sob prescrição médica.

Para herpes genital, umidade-calor no aquecedor inferior: Wu Wei Xiao Du Yin + Long Dan Xie Du Tang. Na presença de secreção purulenta associar Yin Qiao San. Dosagem sob prescrição médica.

Para herpes zoster: na região da cabeça, olhos, pescoço: Wu Wei Xiao Du Yin + Pu Ji Xiao Du Yin – purificando umidade-calor e vento-calor.

Na região do tronco e abdômen: Wu Wei Xiao Du Yin + Long Dan Xie Gan Tang.

Herpes zoster com prurido intenso acrescentar: Xiao Fen.

Caso haja pápulas e pústulas: Huang Lian Jie Du Tang.

Nevralgia, paralisia ou dor lancinante: Shen Tong Ju Yi Tang + Rhizoma Corydalis.

Paralisia intensa indica vento mucosidade: Xiao Huo Luo Dan + Rhizoma Corydalis. Dosagem sob prescrição médica.

Emocionalmente: no herpes tipo 1: conflito de separação com raiva, vergonha. No herpes genital: conflito de separação sexual ou desejo sexual impossível ou ainda falta total de contato sexual. No herpes zoster: conflito de contato não desejado, uma ordem que não desejo cumprir, emoções que não podemos expressar, conflito de separação.

Hemorragia menstrual: pode ser causada pela deficiência de Qi do Baço ou por excesso de calor no sangue ou por estagnação de sangue.

- **Por deficiência do Qi do Baço:** mulheres com muita preocupação, pensamentos repetitivos, medo de não controlar as situações. Sintomas de fluxo menstrual abundante, prolongado, adiantado, sangue róseo pálido, espumoso, sem coágulos e diluído, palidez, cansaço, respiração curta, palpitações.

  Medicamento: Dang Gui Shao Yao San + Gui Pi Tang + Bu Zhong Yi Qi tang + Jiao Ai Tang. Dosagem sob prescrição médica.

- **Por calor no Sangue:** mulheres tensas, nervosas, irritadas, controladoras, insatisfeitas, apresentam fluxo menstrual abundante, prolongado, sangue vermelho-escuro e brilhante, dor de cabeça, calor intenso, sede, urina escura, cólica antes, durante e depois da menstruação.

  Medicamento: Dang Gui Shao Yao San + Xiao Chai Hu Tang+ Long Dan Xie Du Tang e durante a menstruação acrescentar fórmula anti-hemorrágica Huai Hua Tang. Dosagem sob prescrição médica.

- **Por estase de Sangue:** fluxo menstrual abundante, que vem e vai, intermitente com gotejamento, cólicas dolorosas que só melhora quando saem os coágulos.

  Medicamento: Dang Gui Shao Yao San + Gui Zhi Fu Ling Wan. Dosagem sob prescrição médica.

Emocionalmente: conflito de desunião, "algo ou alguém me invade", brigas. É como se sangrando "aliviasse" a tensão. Pode estar relacionado a conflitos de invasão da intimidade sexual.

Hipertensão arterial: ver pressão alta.

Hipertireoidismo: ver tireoide.

Hiperplasia da Próstata: ver Próstata.

Hipoglicemia: glicose baixa no sangue. Há deficiência funcional das células alfa do Pâncreas e das ilhotas de Langerhans que leva ao aumento da insulina no sangue. Sintomas de palidez cutânea, tontura, palpitações, fraqueza dos membros inferiores, ansiedade, inapetência, aversão ao frio.
Medicamento: Ba Jen Tang. Dosagem sob prescrição médica.

Emocionalmente: conflito de medo ou angústia. O indivíduo se sente pressionado pelas pessoas com quem convive, não se expressa, se cala, não fala e não tem liberdade de expressão. Comportamentos reprimidos desequilibram o Qi do Baço-Pâncreas e estagnam energia do Fígado, com o tempo causa deficiência de Sangue.

Hipotireoidismo: ver tireoide.

Impotência sexual masculina: na Medicina Chinesa, pode ser por consumo de alimentos frios, crus, gordurosos, indigestos, excesso de trabalho, excesso de atividade sexual, obesidade, diabetes, estresse.

• **Deficiência do Yin do Rim:** impotência sexual com tontura leve, zumbido no ouvido, boca seca a noite, constipação intestinal, urina escassa e escura, sudorese noturna.
Medicamento: Liu Wei Di Huang Wan. Prescrição sob orientação médica.

- **Deficiência do Yang do Rim:** impotência sexual, joelhos frios, dor lombar, sensação de frio nas costas, moleza, apatia, urina clara e abundante, inchaço nas pernas.
Medicamento: Guei Lu El Shian Jiao.

- **Deficiência da Essência Yin do Rim, do Fígado e Deficiência de Sangue:** impotência sexual, com envelhecimento precoce dos cabelos, esgotamento, palidez cutânea, tontura, queda da vitalidade, diminuição da visão.
Medicamento: Qi Bao Mei Zan Dan. Prescrição sob orientação médica.

- **Estagnação do Qi do Fígado:** impotência sexual por tensão; estresse, raiva reprimida, frustrações.
Medicamentos: Gan Mai Da Zao Tang, Suan Zao Ren Tang, Tian Wan Bu Xin Dan. Prescrição sob orientação médica.

Emocionalmente: fracasso nas primeiras tentativas devido a um pai autoritário, repressor.

Recusa a se sentir um homem, porque isso implicaria ser igual ao pai ou qualquer outra figura repressora do passado. Sentir-se separado da mulher ou tê-la perdido. Não se sentir à altura da mulher. Conflito de autocastigo, complexo de inferioridade, "não mereço esse prazer".

Incontinência urinária: perda do controle da Bexiga, variando de uma ligeira perda de urina após espirrar, tossir ou rir até uma total incapacidade de controlar a micção.

Mais frequente no sexo feminino, pois existe no assoalho pélvico da mulher duas falhas naturais, o hiato vaginal e o hiato retal, que muitas vezes estão mais alargados e impedem a uretra de fechar corretamente, além de miomas partos normais e cirurgias. Doenças que comprimem a Bexiga, obesidade, idade avançada e procedimentos cirúrgicos podem causar incontinência urinária tanto em mulheres como em homens.

Na Medicina Chinesa várias são as causas e os sintomas:

- **Deficiência do Qi do Pulmão e do Baço:** urgência miccional, desejo frequente de urinar, incapacidade de conter a urina, incontinência moderada, gotejamento com suor espontâneo, fezes soltas e pouco apetite.

  Medicamentos que tonificam e elevam o Qi do Baço: Bu Zhong Yi Qi Tang + Gui Pi Tang. Dosagem sob prescrição médica.

- **Deficiência do Qi do Rim:** micção frequente, levantar à noite para urinar, gotejamento moderado, crianças urinam na cama (enurese noturna), incontinência em idosos, fraqueza nas costas e joelhos, sensação de frio.

  Medicamentos: fórmulas tonificantes do Yang do Rim – Guei Lu El Shian Jiao em jovens e Yo Gui Wan em idosos. Dosagem sob prescrição médica.

- **Deficiência de Yin do Rim:** incontinência urinária com quantidade escassa, tontura, garganta seca, transpiração noturna, calor nos cinco palmos (mãos, pés e peito).

  Medicamentos que tonificam o Rim e o Qi: Liu Wei Di Huang Wan, Zhi Bai Di Huang Wan + Bu Zhong Yi Qi Tang.

- **Deficiência da essência Yin em jovens:** Qi Bao Mei Zan Dan; se for em idosos: Zuo Gui Wan (trata a deficiência de sangue e da essência vital). Dosagem sob prescrição médica.

Emocionalmente: conflito de medo em ambiente de casa ou trabalho somado a emoções reprimidas há anos, que devemos soltar, não reprimir.

Infarto do miocárdio: obstrução de uma das artérias coronárias ou de uma das suas ramificações. Ao ocluir-se uma artéria, uma parte do Coração não recebe oxigênio e sofre necrose. Pode haver obstrução parcial por anos, caracterizando o quadro de angina do peito (conceito da Medicina Ocidental).

Dr. Ryke Geer Hamer (nova medicina germânica) descobriu que esse processo de infarto não tem origem na oclusão da artéria, mas se trata de uma "tormenta elétrica" produzida por um foco de edema cerebral na área correspondente à região que controla as coronárias (hemisfério direito do córtex cerebral). Seria a fase aguda de reparação de um conflito biológico original. Há uma ulceração na camada íntima da artéria, que é reparada com um tampão de colesterol. Para evitar barre os materiais de reconstrução dessa artéria. O infarto assim é encarado como solução de sobrevivência clínica.

Sintomas: dor muito forte no peito, como em opressão, um ardor muito forte. A dor vem repentinamente e não melhora com o repouso. Às vezes a dor é irradiada para o braço esquerdo e/ou para região submandibular. Acompanha falta de ar, suores, náuseas e vômitos.

Emocionalmente: conflito de perda de território, impossível de ser trabalhado psiquicamente. O território pode representar qualquer coisa que implica em possessão direta ou próxima: "minha casa", "minha família", "minha esposa", "meu carro", "meu posto de trabalho", "minha reputação". Na mulher menopausada pode ser conflito de frustração sexual.

Na Medicina Chinesa são síndromes do vazio Qi do Coração, ou do Baço e Coração, ou vazio Yang do Rim e Coração, ou vazio do Yin do Coração e Rim, estase de frio, umidade-mucosidade no Coração, estase de sangue no Coração.

Os medicamentos poderão ser diversos e devem ser prescritos por médicos, trata-se de patologia grave e distinta, considerada síndrome complexa na Medicina Chinesa.

Infecção urinária: quadro infeccioso que pode ocorrer em qualquer parte do sistema urinário, como Rins, Bexiga, uretra e ureteres. Este tipo de infecção é mais comum na Bexiga e na uretra. Acomete 50 vezes mais as mulheres do que os homens. A maioria das vezes é provocada pela bactéria *Escherichia coli*, vinda do trato intestinal.

Causas: obstrução do fluxo da urina por cálculo renal ou por aumento da próstata nos homens. Menopausa, obesidade, baixa imunidade, uso de espermicidas. Infecções vaginais também aumentam a probabilidade de infecção urinária.

Sintomas: ardência para urinar, urgência miccional, polaciúria (urinar várias vezes e em pequena quantidade), urina vermelha ou escura, cheiro forte, dores no "pé da barriga".

Na Medicina Chinesa presença de umidade-calor na Bexiga, estase de sangue, vazio de Yin do Rim.

Medicamento: Ba Zheng San (trata umidade-calor no baixo-ventre), portanto, trata todos. Pode-se acrescentar:

- em casos de febre com calafrios associar Xiao Chai Hu Tang, para retirar calor do Fígado.
- se a dor para urinar for muito forte, associar Shao Yao Gan Cao Tang, que ajuda a controlar a dor visceral.
- na presença de calor no Fígado nas mulheres menopausadas, associar Long Dan Xie Du Tang, com Ba Zheng San.
- nos homens e também nas mulheres menopausadas com calor deficiente de Rim associar o Ba Zheng San com Zhi Bai Di Wei Wang. Dosagem sob prescrição médica.

Emocionalmente: conflito de raiva e ira. Mulher que não pode marcar seu território, não pode organizar seu espaço à sua maneira, seja em casa ou em qualquer outro lugar. Homens que não podem marcar seu território como seu.

Infertilidade: segundo a Medicina Chinesa, as funções reprodutivas dependem de um complexo de funções cooperativas que envolvem os órgãos internos como a circulação do Qi – Xue (energia-sangue) – circulação dos meridianos do Rim, Baço-Pâncreas, Fígado, Coração, que vão abastecer o útero, o feto, a placenta, os ovários, as mamas, os testículos e o pênis com o Qi e o Xue apropriados. O ciclo menstrual na Medicina Chinesa é efeito do Qi no Yin e no Yang sobre o útero.

O Rim é o alicerce do corpo. Domina a energia Jing (essência), e domina a reprodução e o desenvolvimento. É chamado de raiz da essência pré-natal, que origina o Tian Gui, que é substância material do sangue menstrual (placenta). Os Rins influenciam os canais curiosos (meridianos de energia): Du Mai, Ren Mai, Chong Mai, que coordenam as menstruações e reprodução da mulher.

- **Deficiência do Yin do Rim:** diminui os líquidos corpóreos, promovendo secura, diminuição da irrigação sanguínea da pelve, dificultando a formação da placenta por falta de vasos cheios. Leva ao calor-vazio do Rim que se expressa como calor dos cinco palmos (pés, mãos e tórax).

- **Deficiência do Yang do Rim:** muito frequente nos homens, caracterizando ejaculação precoce, impotência sexual, e na mulher frigidez, frio nas costas e lombalgia (dor lombar).

- **Deficiência de Sangue:** anemias, falta de sangue e de circulação no útero.

- **Frio no útero:** mais comum em mulheres jovens, é um vazio de energia; por falta de Yang do Rim, gera menstruações escassas, ciclos atrasados, frio durante a menstruação e palidez de face. O tratamento nestes casos é esquentar o útero e tonificar e esquentar o Rim com moxa, acupuntura e fitoterápicos específicos.

- **Umidade no baixo-ventre:** ocorre por deficiência do Baço, provocando corrimento vaginal, obstrução dos canais de energia locais como Chong Mai, Ren Mai, pela umidade e mucosidade. Nesses casos, não circula o sangue corretamente. Exemplo: ovário micropolicístico.

- **Calor no sangue:** menstruação duas vezes por mês, com fluxo abundante; inquietude; ansiedade. Precisa "refrescar o sangue" com acupuntura e fitoterapia específica.

- **Estagnação do Qi do Fígado:** nesses casos, devido ao estresse emocional, existe obstrução dos canais de energia do baixo-ventre (Chong Mai e Ren Mai). A mulher não ovula, as cólicas menstruais são fortes e a menstruação, irregular. Facilmente terá miomas.

- **Estase de sangue:** provocará coágulos menstruais, cólicas, hemorragias ou falta de menstruação (amenorreia). Exemplo: endometriose.

A infertilidade, segundo a Medicina Chinesa, tem correlação com idade avançada acima de 40 anos, excesso de trabalho, de esportes, de alimentação gordurosa e fria, bebidas geladas. Excesso de alimentos derivados de leite e gorduras.

Os medicamentos vão depender de cada caso e de cada deficiência em si.

Emocionalmente: conflitos diretamente relacionados ao órgão genital consciente ou inconscientemente. Antigos dramas de família que resultaram em morte de criança, ou durante alguma gestação em que houve trauma com morte do bebê, podem resultar em um programa inconsciente de esterilidade.

Infertilidade masculina: vide Impotência sexual. Exceção da infertilidade secundárias a sífilis, gonorreia ou decorrente de causas hereditárias.

Intestino preso: por deficiência de líquidos orgânicos (Yê), levando ao ressecamento das fezes, constipação, boca e garganta ressecadas, e mau hálito.

Medicamento: Run Chang Wan (fórmula lubrificante, elimina a retenção de calor no intestino). Dosagem sob prescrição médica.

Insônia: pelo livro chinês *Ling Shu*: "Quando acaba a energia Yang, superficializa-se o Yin, e quando se esgota a energia Yin, hiperativa-se o Yang, desperta-se". Dormir pouco é porque o Yin e o Yang não estão regulados.

A insônia depende principalmente do estado do sangue e do Yin, relacionado ao Coração e Fígado. Trabalhar muito esgota o Qi, geram disfunção energética e insônia.

Pela Medicina Chinesa, as causas da insônia são:

- **Vazio de Yin:** sono não reparador (acorda muitas vezes à noite), agitação, ausência de sono, palpitações, calor nos pés e mãos, tonturas, zumbido e amnésia.

- **Vazio do Qi do Coração:** sono leve com muitos sonhos, desperta com facilidade, palidez, cansaço.

- **Aumento do Yang do Fígado:** acúmulo de umidade-calor no Estômago, por excesso de alimentos, alimentos muito temperados, comer tarde da noite, sono agitado, pesadelos, acorda entre 1 e 3 horas e não dorme mais.

Doenças graves prolongadas provocam fraqueza, diminuição da energia do Rim, que deixa de nutrir o Coração e causa insônia por muitas noites e diariamente. Outras causas são: medos, dificuldade de adormecer, de aprofundar o sono (existe diminuição do Yin do Rim e estagnação do Qi). Ansiedade, preocupação excessiva (desequilibram Coração e Baço, leva a vazio de sangue. Vazio de Yin, provoca agitação mental e insônia). Acordar entre 3 e 5 horas, opressão no tórax, depressão (desequilíbrio do Qi do Pulmão). Estresse, raiva, irritabilidade provocam estagnação do Qi do Fígado, a alma etérea vagueia à noite, dificuldade em adormecer, insônia entre 1 e 3 horas da madrugada.

Medicamento: grande parte das insônias responde bem a: Suan Zao Ren Tang, Tian Wan Bu Xin Dan. Com envolvimento do Fígado: Gan mai Da Zao Tang. Dosagem sob prescrição médica. Com deficiência de Yin do Rim, principalmente em idosos, tonificar conforme anamnese e exame de pulso e língua. Cuidado para não conflitar com medicamentos alopáticos.

Emocionalmente: conflito de medo, culpa, pensamentos negativos, depressão, perfeccionismo, pessoa controladora, dificuldade em tomar decisão.

L

Lábios: quando pálido indica deficiência do Baço; vermelho-escuro com fissura labial, retenção de calor no Baço; lábios secos que descamam, deficiência do Qi do Baço com excesso de calor no Fígado.

Os medicamentos são conforme a origem do desequilíbrio. Ver capítulo sobre o Baço.

Labirintite: doença que afeta o labirinto, órgão do ouvido responsável pela audição e pelo equilíbrio. As causas são variadas como otite média, alta do colesterol, tumores, hipoglicemia, hipertensão arterial, diabetes, doenças neurológicas, café em excesso, cigarro, estresse, ansiedade, comer muito açúcar.

Sintomas: tontura, diminuição da audição, desequilíbrio, zumbido no ouvido, dor de cabeça, enjoo, suor. Piora deitado, com luzes fortes e com mudança brusca de decúbito.

Na Medicina Chinesa: estagnação do Qi do Fígado, que gera vento interior.

Medicamento: Qi Ju Di Huang Wan, Xiao Chai Hu Tang, Liu Wei Di Huang Wan, Er Long Zuo Qi Wan (enriquece o Yin do Rim e do Fígado, limpa o calor e acalma o Fígado). Dosagem sob prescrição médica.

Floral de minas nas crises a cada 15 minutos: *Millefolium*, *Basilicum* e *Ficus*, juntos num mesmo frasco. Dosagem: 6 gotas, quatro a cinco vezes ao dia.

Emocionalmente: necessidade de encontrar saída; dúvidas, lá ou cá; indecisão; escutar palavras que me desorientam por muito tempo; raiva, frustrações contidas por muito tempo.

Leucorreia: ver corrimento vaginal.

Lúpus eritematoso sistêmico: doença inflamatória crônica autoimune. Acomete pele, múltiplos órgãos e sistemas. Produz autoanticorpos dirigidos ao núcleo das células.

Sintomas: maior e mais frequente é a inflamação de pele, com lesões na face, em asa de borboleta, manchas avermelhadas no nariz, orelhas, colo, onde geralmente incide sol. Pode apresentar febre baixa, cansaço e emagrecimento. Em casos avançados, dores articulares, com inchaço de dedos dos pés e das mãos, joelhos e cotovelos. As complicações provocam pleurites, pericardite e nefrite. O Rim é o órgão preocupante, podendo em casos graves levar à insuficiência renal, hemodiálise e até transplante renal. A grande maioria dos casos de lúpus são em mulheres jovens. Com cuidados, a evolução pode ser boa, só com acometimento de pele.

Na Medicina Chinesa é chamada Síndrome Bi, com obstrução dos meridianos por vento-frio, vento-calor e vento-umidade. Deficiência do Yin do Rim, exacerbação do calor-fogo do Fígado, desgaste do Qi do Pulmão, Baço e, por fim, Coração. É uma síndrome complexa.

Medicamentos variáveis conforme acometimento de pele, Rim, articulações ou Fígado. Em geral deve-se salvaguardar o Yin do Rim, com Liu Wei Di Huang Wan. Dosagem sob prescrição médica.

- Para as articulações: vários medicamentos podem ajudar, como Xiao Huo Luo Dan, Juan Bi Tang, Du Huo Ji Sheng Tang. Dosagem sob prescrição médica.
- Para pele: Fang Feng Tong Sheng San, Huang Lian Jie Du Tang. Dosagem sob prescrição médica. Necessário o correto diagnóstico individual pelo exame de pulso, língua e anamnese.

Emocionalmente: conflito de desvalorização, faz tudo certo e não tem reconhecimento, "então não tenho valor". Esse conflito gera dores articulares e se apresentam como:

- *Conflito de separação:* rompimento brusco de relacionamento, filho que vai embora, morte de ente querido. Esse conflito gera lúpus cutâneo, em geral no adulto jovem.
- *Conflito de abandono:* muito tempo só, "fui esquecido", sente-se isolado, separado, é um sofrimento constante, "tudo acontece comigo", "não mereço existir", pensamentos suicidas. Essa solidão prolongada, gera edema de túbulos coletores renais, inchaços, nefrite com todas as consequências do lúpus sistêmico renal grave.

M

Manchas: ver alergias.

Mastite: inflamação das mamas, com inchaço, intumescimento, dor, com ou sem rubor.

Na Medicina Chinesa é provocada por estagnação do Qi do Fígado, pode acompanhar mudança de humor, irritação, cólicas abdominais. Indicado na TPM (tensão pré-menstrual).

Medicamento: Chai Wu Gan Tang. Dosagem sob prescrição médica.

Emocionalmente: conflitos de falta de proteção, de separação, sentimento de culpa, necessidade de cuidar de si, ocupar-se de si mesma.

Menopausa/climatério: momento especial na vida da mulher com sintomas novos e peculiares de deficiência de Yin predominantemente. Existe uma mudança importante no organismo, na emoção.

A vida passa por uma nova fase onde a mulher em geral já se afirmou profissionalmente, também como mãe, como pessoa. A missão com os filhos diminui muito, eles saem de casa, tem vida própria e a mulher se recolhe e se aquieta, olha para si e para suas realizações. Momento de introspecção, de reavaliação das funções, de acalmar o coração. Porém, também nessa fase, vem os sintomas de menopausa que podem ser leves ou intensos, e diferentes em cada mulher, dependendo de como foi sua vida, de que forma foi o desgaste do Rim e do Fígado durante toda a sua idade jovem/adulta. Temos então síndromes diferentes e distintos tratamentos de acordo com cada mulher, como a seguir.

- **Menopausa precoce antes dos 45 anos:** insuficiência do Qi do Fígado, insuficiência ovariana.

  Medicamento: Jia Wei Xiao Yao San + Si Wu Tang, previne a deficiência hormonal. Dosagem sob prescrição médica.

- **Menopausa com deficiência do Yin do Rim:** tonturas, zumbido no ouvido, rubor facial, suores noturnos e quentes, dor nas costas, boca seca, cabelos e pele secos, constipação, pruridos. Temos que nutrir o Yin, dominar o Yang e acalmar a mente.

Medicamento: Gan Mai da Zao Tang + Jia Wei Qiao Yao San + Liu Wei Di Huang Wan. Dosagem sob prescrição médica.

- **Menopausa por deficiência do Yang do Rim:** rubores quentes nos pés, porém, mãos frias, sudorese noturna, urina toda hora, rubor ao redor do pescoço ao falar e ao agitar-se levemente, calafrios, garganta seca, tontura, zumbido e dor nas costas. Temos que nutrir o Yin e acalmar a mente.

Medicamento: Liu Wei Di Huang Wan + Gan Mai Da Zao Tang + Jin Gui Shen Qi Wan. Dosagem sob prescrição médica.

- **Por deficiência do Yin do Rim e do Fígado com subida do Yang do Fígado:** talvez este seja o desequilíbrio mais frequente na mulher. Sintomas de irritabilidade; tonturas; zumbidos ou não; olhos, pele e vagina secas; rubores faciais; dor nas juntas; sudorese noturna; dor nas costas e dor de cabeça. Temos a estratégia de nutrir o Yin do Rim e do Fígado, dominar o Yang do Fígado, acalmar a mente.

Medicamento: Liu Wei Di Huang Wan + Gan Mai da Zao Tang + Jia Wei Xiao Yao San + Tian Ma Gou Ten Yin. Dosagem sob prescrição médica.

- **Menopausa com Rim e Coração não harmonizados:** insônia importante, visão borrada, inquietude mental, tontura, zumbido, ansiedade, palpitações, sudorese noturna, sensação de calor que ocorrem à noite, memória fraca, boca e garganta secas, fezes secas e dor nas costas.

Medicamento: liu Wei Di Huang Wan + Tian Wan Bu Xin Dan + Jia Wei Xiao Yao San+ Gan Mai Da Zao Tang. Dosagem sob prescrição médica.

Emocionalmente: não é um conflito em si, mas pode surgir medo de envelhecer, de deixar de ser desejável, amargura pelas oportunidades perdidas, questionamentos sobre se está bem fisicamente, se vai seguir sendo útil.

Menstruação: os distúrbios menstruais são provocados em geral pelo Fígado, pois, na Medicina Chinesa, o Fígado é o guardião do sangue. O Fígado armazena o sangue e participa da circulação do mesmo, portanto, influencia o ciclo menstrual. É representado pelo elemento Madeira na natureza, que está ligado à renovação e aos ciclos da vida e rege o aparelho reprodutor feminino, isto é, útero, ovários e mama.

O útero é o órgão envolvido no ciclo feminino. Em chinês, é chamado de Bao e significa "invólucro do feto" ou "proteção da vida". O sangue é pleno de vida e se aloja no útero ao fim de um período. O útero atrai e recolhe o sangue. A mulher transmite pelo útero a vida que lhe foi transmitida.

Os meridianos do Rim, Baço e Fígado são reguladores do sangue, passam pela pelve feminina e irrigam útero e ovários, organizando os ciclos menstruais.

A menstruação em chinês é chamada de Jue Jing, ou seja, ciclo da lua.

- **Menstruação adiantada:** ciclo menstrual adiantado com duração prolongada, podendo ser causado por:

  - *Deficiência do Qi do Baço:* sangue rósea pálido e diluído, espumoso, abundante e prolongado . Tem que fortalecer o Baço, tonificar o Qi e conter o sangue.

    Medicamento: Dang Gui Shao Yao San + Gui Pi Tang + Bu Zhong Yi Qi Tang. Dosagem sob prescrição.

  - *Deficiência de Yin (Rim/Fígado) calor deficiente*: ciclo menstrual adiantado, porém com fluxo escasso, sangue fino, aquoso e espumoso, coágulos raros, período prolongado, cólicas pós--menstruais, tontura, sensação de calor à noite, calor nas palmas dos pés e das mãos, suores noturnos.

Medicamento: Dang Gui Shao Yao San + Liu Wei Di Huang Wan + Jiao Ai Tang. Dosagem sob prescrição médica.

- *Calor verdadeiro no sangue:* período menstrual adiantado, com fluxo abundante, sangue vermelho intenso, espesso e escuro, brilhante com coágulos frescos, cólica no início da menstruação, ansiedade, inquietude mental, face vermelha, urina escura, fezes ressecadas.

  Medicamento: Dang Gui Shao Yao San + Xiao Chai Hu Tang (fora da menstruação). Dang Gui Shao Yao San. Dosagem sob prescrição médica.

- **Menstruação atrasada:** a primeira hipótese a ser descartada é a gravidez. Não havendo este diagnóstico os ciclos menstruais podem atrasar por deficiência ou por excesso:

- *Deficiência de sangue:* ciclos atrasados, sangue escasso, claro, espumoso, cólicas pós-menstruais, que melhoram à palpação e compressão da região pélvica, cabelo e unhas fracas, insônia, palpitações.

  Para regular os ciclos menstruais neste caso devemos nutrir o sangue.

  Medicamento: Dang Gui Shao Yao San + Xiao Yao San + Si Wu Tang. Dosagem sob prescrição médica.

- *Frio deficiente devido à deficiência de sangue:* ciclos atrasados, fluxo escasso, ralo com coágulos pequenos, escuros e filamentosos, menstruações dolorosas, dor abdominal que melhora com aplicação de calor e pela compressão do ventre. Cansaço e sensação de frio.

  Temos que eliminar o frio e acrescentar Yang (calor).

  Medicamento: Dang Gui Shao Yao San + Xiao Yao San + Jin Gui Shen Qi Wan. Dosagem sob prescrição médica.

- *Frio deficiente por deficiência do Yang do Rim:* temos aqui que tonificar o Yang, fortalecer os Rins, esquentar o útero.

Ciclos menstruais atrasados, fluxo escasso, dor abdominal, que melhora com aplicação de calor e pela compressão, cansaço, sensação de frio, nas mãos, pés e na região lombar, palidez, depressão, calafrios, e inchaço nos tornozelos.

Medicamento: Dang Gui Shao Yao San + Xiao Yao Wan + Jin Gui Shen Qi Wan + Bu Zhong Yi Qi Tang. Dosagem sob prescrição médica.

- *Frio no Útero:* ciclos atrasados, sangue escasso opaco e acastanhado, denso não escuro e com coágulos pequenos, período pré-menstrual doloroso, dor que alivia com aplicação de calor e piorada com pressão, corrimento e sensação de frio.

  Medicamento: Dang Gui Shao Yao San + Shao Fu Zu Yi Tang + Dang Gui Si Ni Tang. Dosagem sob prescrição médica.

- *Estase de sangue:* ciclos atrasados, intermitentes com gotejamento, períodos prolongados, fluxos abundantes ou escassos com sangue escuro enegrecido, espesso, turvo, coágulos escuros grandes, cólicas antes, durante e depois da menstruação, em pontada, que melhora com a saída do coágulo, e piora à palpação, acompanha depressão, irritabilidade, distensão abdominal com dor nas mamas antes da menstruação.

  Medicamento: Dang Gui Shao Yao San + Xiao Yao Wan + Gui Zhi Fu Ling Wan. Dosagem sob prescrição médica.

- **Menstruação irregular:** ciclos que não tem regularidade, ora atrasa, ora adianta.

  - *Deficiência do Yin do Rim:* fluxo escasso/abundante, período prolongado, tontura, visão turva, borrada, suores noturnos e calor nos cinco centros (pés, mãos e peito).

    Medicamento: Dang Gui Shao Yao San + Xiao Yao Wan + Liu Wei Di Huang Wan. Dosagem sob prescrição médica.

  - *Estagnação do Qi do Fígado:* ciclos irregulares com fluxo escasso com sangue escuro sem ou com pouco coágulo, dor no abdômen inferior antes ou logo no início da menstruação, TPM com labilidade de humor, acentuada sensação de distensão abdominal e das mamas, depressão, suspiro e irritabilidade.

Medicamento: Dang Gui Shao Yao San + Xiao Yao Wan. Dosagem sob prescrição médica.

Mioma uterino: formação de massa pélvica por estagnação do Qi do Fígado, do Baço, do Rim e do Sangue. Miomas são massas fixas, imóveis e endurecidas.

Medicamento: Dang Gui Shao Yao San, Xiao Yao Wan, Gui Zhi Fu Ling Wan – esses medicamentos a médio e longo prazo vão circular o Qi e o Sangue do baixo-ventre. Porém, atenção especial deve ser dada ao emocional, para que elas mudem a postura Yang, de tomadas de decisão constantes para posturas mais relaxadas, mais femininas, mais Yin (se possível). Dosagem sob prescrição médica.

Emocionalmente: são mulheres Yang, com muita ansiedade, preocupação e angústia. Mulheres com posturas masculinas de decisão, de tomar frente às situações, de fazer, de executar. Pessoas que dão conta de tudo, trabalho, casa, filhos, etc. Enfim, assumem posturas Yang. Isso desequilibra três dos meridianos acima citados. Devemos lembrar que o tecido uterino é elástico e igual ao tecido (corpo cavernoso) do pênis masculino.

N

Nevralgia: dor de origem nervosa, inflamatória, intensa, prolongada, aguda em algum trajeto nervoso.

- **Nevralgia do nervo trigêmeo:** dor facial lancinante que dura alguns segundos, pode ser desencadeada por vento, ou pelos atos de escovar os dentes ou alimentar-se. É referida como choque, pontada ou agulhada. Localiza-se desde o couro cabeludo, queixo, região frontal, sempre respeitando a metade do rosto.

- **Nevralgia intercostal:** dor ao longo do nervo intercostal que no trajeto entre as costelas pode ser causada por trauma, herpes zoster, pós-cirurgia torácica. Dor tipo facada, espasmo, intensa. É no tórax e irradia pelo trajeto lateral até o peito.

  Na Medicina Chinesa há presença de bloqueios dos meridianos locais, secundária à retenção de umidade-frio e estagnação de sangue.

  Medicamento: Xiao Huo Luo Dan, Shen Tong Ju Yi Tang, Fu Yuan Huo Xue Tang (principalmente na nevralgia intercostal). Dosagem sob prescrição médica.

  Emocionalmente: conflito de separação de algum ente querido.

Nó na garganta: também chamado de *globus hystericus*. A junção de mucosidades por erros alimentares, excesso de derivados do leites e carboidratos, somados a estagnação do Qi do Fígado levam a este desconforto na garganta com ou sem secreção evidente.

Medicamento: Ban Xia Hou Po Tang. Dosagem sob prescrição médica.

Nódulos de mama: por estagnação do Qi do Fígado e estagnação de sangue, nódulos pequenos de mama, moles, muitas vezes com distensão e dor nas mamas, sensíveis ao toque, com lamentações, depressão, menstruação irregular, TPM, irritabilidade.

Medicamento: Xiao Yao Wan + Dang Gui Shao Yao San + Rhizoma Corydalis. Dosagem sob prescrição médica.

- **Por estagnação de Qi e de sangue com mucosidades:** em geral mamas grandes com nódulos moles, sem dor, sensação de peso. Sensação de opressão torácica e bola na garganta, cansaço, moleza.

  Medicamento: Dang Gui Shao Yao San + Xiao Yao Wan + Ban Xia Hou Po Tang. Dosagem sob prescrição médica.

- **Por estase de sangue:** nódulos fixos, imóveis, aderentes ou não à pele, com ou sem alteração na pele.

  Medicamento: Xiao Yao Wan + Dang Gui Shao Yao San + Xue Fu Zhu Yu Tang + Rhizoma Corydalis. Dosagem sob prescrição médica.

- **Por calor tóxico:** nódulos com limites difusos, doloridos, com sinais inflamatórios de dor, calor e rubor, secreção amarela fluida do mamilo, às vezes com sangue, odor fétido, ulcerações.

  Medicamento: Wu Wei Xiao Du Yin + Xue Fu Zhu Yu Tang+ Long Dan Xie Gan Tang. Dosagem sob prescrição médica.

Emocionalmente: conflito de desvalorização, ansiedade, preocupação excessiva, ressentimento, frustração por motivos profissionais, mulheres Yang, querem dar conta e controlar tudo.

O

Obesidade: acumulação excessiva de tecido adiposo, podendo ter impacto negativo na saúde.

- **Por hiperatividade do Baço e Estômago (Yang):** sintomas de fome, massa muscular desenvolvida, face avermelhada, calorento, suor intenso, distensão abdominal, constipação, aftas, oscilação da pressão arterial, distribuição de gordura proporcional, língua vermelha, saburra fina amarela.

- **Por deficiência do Baço e do Estômago (Yin):** aumento de peso corporal causado por excesso de gordura. Na Medicina Chinesa é uma condição do organismo marcada pela disposição geral e excessiva de gordura. É uma desarmonia do organismo. Os sintomas são: inapetência, massa muscular atrofiada, palidez cutânea, distribuição de gordura cervical ou supraclaviculares, fraqueza, aversão ao frio, distensão abdominal, intestino preso, inchaço nas pernas, pouca diurese.

- **Por insuficiência de essências vitais (Yin):** distribuição de depósitos de gorduras principalmente nos quadris e nas coxas, hipotrofia muscular, fraqueza, aversão ao frio, pouca diurese, inchaços. Língua pálida com marcas de dentes.

  Medicamento: Fang Gi Huang Qi Tang. Dosagem sob prescrição médica.

Emocionalmente: conflito de abandono e separação ou sensação de perigo continuado. Defesa, autodesvalorização. Crianças que engordam para chamar atenção dos pais.

Olhos (patologias oculares): ver visão.

Otite: ver dor de ouvido.

P

Paralisia facial: invasão de vento-frio.

Medicamento: Ge Gen Tang. Dosagem sob prescrição médica.

Emocionalmente: conflito com a própria imagem, perda da dignidade, ser objeto de bullying, colocar a "cara a bater" e se dar mal.

Parestesia: sensação anormal e desagradável sobre a pele, que assume diversas formas, por exemplo: queimação, dormência, coceira, formigamentos, pressão.

Na Medicina Chinesa são em geral alterações do fluxo do Qi (energia) nos canais de energia por entrada de vento, trauma, estagnação de Qi do Fígado ou mucosidade e umidade acumuladas. As sensações físicas podem ser as descritas acima até a anestesia total, quando a obstrução do fluxo do Qi no canal é completa, em geral por vento ou trauma cirúrgico.

Os medicamentos serão prescritos conforme o local da parestesia e pelo diagnóstico do pulso e da língua. Em geral serão tratados o Fígado, pois o mesmo rege tendões, músculos, nervos e ligamentos, e também o Baço, caso haja obstrução do fluxo do Qi por umidade.

Exemplos: Xiao Huo Luo Dan, Shao Yao Gan Cao Tang, Duo Huo Ji Sheng Tang, entre outros. Dosagem sob prescrição médica.

Emocionalmente: quando os sintomas são frequentes ou duradouros temos aí um conflito de contato, de falta de carícias, de isolamento, de não proteção para não sentir a emoção.

Pneumonia: infecção na árvore respiratória baixa, brônquios e pulmões. Sintomas: tosse, febre, dispneia, expectoração, fraqueza e cansaço. Na Medicina Chinesa:

- **Por invasão de vento-calor:** tosse ruidosa, secreção amarela espessa, febre, aversão ao frio, pouca transpiração, dor de cabeça, dor de garganta leve. Medicamento: San Ju Yin. Dosagem sob prescrição médica.

- **Por invasão de vento-frio:** chamada síndrome apoplética Tai Yang – com febre, sudorese espontânea, espirros, coriza, ausência de sede, aversão ao vento. Medicamento: Gui Zhi Tang, Mai Men Dong Tang (deficiência de Yin do Estômago e do Pulmão). Dosagem sob prescrição médica.

- **Por retenção de calor no Pulmão:** tosse com secreção amarela, febre alta persistente, asma, piora à noite, dispneia, sudorese abundante, dor torácica, manchas vermelhas no corpo, pés e mãos frios, delírio.

  Medicamentos Ma Xin Gan Tang + Qing Wen Bai Du Yin. Dosagem sob prescrição médica.

Emocionalmente: muita tristeza, fase de reparação de conflito de invasão de território.

Pressão alta: pressão arterial aumentada. Em muitos casos a hipertensão arterial é idiopática, isto é, sem nenhuma causa orgânica detectável, são fatores genéticos hereditários. Em outros casos, a hipertensão é secundária a patologias renais, transtornos endócrinos hormonais. Na Medicina Chinesa a hipertensão tem causas como:

- **Aumento do fogo do Fígado:** na hiperatividade do Yang do Fígado, gerado por erro alimentar e transtornos emocionais. Sintomas de tonturas, vertigem, ansiedade, zumbido, dores de cabeça, agitação, nervosismo, tensão na nuca, face avermelhada, boca seca, amargor, sangramento nasal, prisão de ventre e sono agitado.

Medicamento: Long Dan Xie Gan Tang + Chai Hu Jia Long Gu Mu Li Tang + Tian Ma Gou Ten Yin. Dosagem sob prescrição médica.

- **Retenção de umidade:** obstrução da fleuma, em indivíduos obesos. Sintomas de dor de cabeça em peso, tontura, vertigem, opressão no tórax/epigástrio, perda de apetite, náusea, vômitos, sonolência, membros inchados, obesidade, diminuição de memória. Medicamento: Ban Xia Bai Zhu Tian Ma Tang + Chai Hu Jia Long Gu Mu Li Tang. Dosagem sob prescrição médica.

- **Deficiência Yin e Yang do Rim:** sintomas de dor de cabeça, tontura com sensação de vazio na cabeça, palpitações, zumbido, fraqueza lombar e joelhos, impotência sexual, boca seca, palidez, cansaço, fadiga mental, incontinência urinária, debilidade sexual. Medicamento: Liu Wei Di Huang Wan + Chai Hu Jia Long Gu Mu Li Tang. Dosagem sob prescrição médica.

Emocionalmente: a hipertensão arterial está relacionada a vários fatores, como desvalorização, principalmente com respeito à família, perda de território, conflito não enfrentado, velhos problemas emocionais não resolvidos, reprimidos, que não passam à ação. Sente-se não reconhecido. Mulheres que assumem papéis masculinos, acham que devem fazer mais, cada vez mais. Ser forçado a receber ordens de uma pessoa dominadora em casa ou no trabalho. Conflito de competitividade, necessidade de ser o melhor, de ser o primeiro. Conflito amoroso, "fecho o coração, porque sinto que não me amam".

Próstata: prostatite e hiperplasia benigna da próstata.

- **Prostatite:** sintomas de desconforto ao urinar, vontade de urinar com frequência, sensação de urgência para urinar, ardor ou dor miccional e dor nos testículos e no períneo, febre, uretrite (infecção na uretra) ou cistite (infecção na Bexiga), abscesso, urina com pus, sangue. Dor para evacuar.

- *Deficiência de Qi do Rim:* calor tóxico no baixo-ventre. Medicamento: Ba Zheng San (umidade-calor no aquecedor inferior) +

Zhi Bai Di Huang Wan (+ infecção: Yin Qiao San + Wu Wei Xiao Du Yin). Na presença de dor acrescentar: Shao Yao Gan Cao Tang. Dosagem sob prescrição médica.

Emocionalmente: ira, raiva, sentimento de grande frustração.

- **Hiperplasia benigna da próstata:** diurese com fluxo fraco, dor para urinar, distensão do baixo-ventre, jato urinário cada vez mais fraco, acordar várias vezes à noite para urinar, aumento da frequência urinária, dificuldade ou demora para iniciar a micção, urina / para de urinar / retoma novamente, presença de sangue na urina, dor ou sensação de queimação no ato de urinar, sensação de que não urinou tudo, urgência em urinar.

Na Medicina Chinesa: existe estase de sangue no aquecedor inferior, presença de umidade-calor e estase no baixo-ventre.

Medicamento: Ba Zheng San + Qian Lie Xian Wan.

Associar fitoterapia para Rim, Liu Wei Di Huang Wan (aumento do Yin do Rim) ou Gui Lu Er Xian Jiao (aumento do Yang do Rim).

Para dor em facada, por obstrução intensa associar Tao He Cheng Qi Tang. Dosagem sob prescrição médica.

Emocionalmente: rivalidade com uma mulher, conflito em ser mais competente que uma mulher, ter uma mulher mais jovem. Mulher que castra o homem, o homem tem necessidade de ser hipercompetente.

Prisão de ventre: ver intestino preso.

Psoríase: enfermidade inflamatória crônica da pele, não contagiosa, com variedade clínica e evolutiva, provocada por vento-calor superficial. Vento-umidade, calor tóxico, calor no sangue. Estão envolvidos os meridianos do Fígado, Baço e Pulmão. Sintomas de máculas, pápulas vermelhas ou pálidas, descamantes podendo ser roxas escuras, com ou sem pústulas com escamas secas ou oleosas conforme a intensidade de calor-umidade.

Medicamento: Fang Feng Tong Sheng San + Huang Lian Jie Du Tang + Xiao Feng San. Dieta do Fígado para purificar e alcalinizar o sangue. Xiao Fen San. Dosagem sob prescrição médica. Recomenda-se dieta do Fígado por um bom período de tempo, até as lesões desaparecerem (ver capítulo sobre alimentação).

Emocionalmente: significa conflitos de separação, de contato obstruído, de sentir-se separado de si mesmo, de sua própria identidade. Também pode significar que há pessoas ao nosso redor, que não nos dão afeto, atenção. No conflito de proteção: "sinto que me agridem" ou num conflito de separação "para que não me agridam mais, vou me separar de alguém".

Q

Queda de cabelo crônica: nada incomoda tanto, principalmente às mulheres, do que queda de cabelo. As causas são variadas e muitas vezes com causas mistas, desde problemas emocionais, causas hereditárias, anemias, falta de ingestão e assimilação de vitaminas, etc.

- **Por deficiência do Yin e do Yang do Rim:** principalmente em mulheres pálidas, cansadas, com tontura. Em geral, esta causa está respaldada na herança fraca da energia vital dos Rins, vinda dos pais no momento da fecundação ou só da mãe na gestação, isto é, a mãe já carregava uma deficiência do Qi do Rim antes de engravidar. Medicamento: Huan Shao Dan. Dosagem sob prescrição médica.

- **Por vento em excesso no Fígado:** excesso de calor no sangue, umidade de sobra.

  Sintomas: quedas agudas e abruptas em grandes quantidades de cabelos, acompanhada de irritabilidade, tiques, manias, pruridos na pele, constipação, zumbidos no ouvido.

  Medicamento: Tian ma Gou Ten Yin, ou Fan Feng Tong Sheng Wan, ou Long Dan Xie Gan Tang. Dosagem sob prescrição médica.

R

Refluxo Gastroesofágico: regurgitação.

- **Deficiência do Qi do Estômago:** estagnação de energia no Estômago, umidade, mucosidade, frio ou calor. Estagnação e calor no Fígado.

As causas emocionais, principalmente a raiva e as frustrações, acometem o Fígado, que impede o Baço de coordenar a digestão, descida e absorção dos alimentos no Estômago e Intestino. Excessos alimentares, comer com pressa ou trabalhando, consumir doces, glúten, gordura, alho, cebola, condimentos, café, álcool ou fumo em demasia geram excesso de calor no Fígado, estagnação da energia do Baço, levando a sintomas de queimação, mau hálito, plenitude gástrica, dificuldade de digestão, peso no Estômago, distensão abdominal e refluxo ácido até o Esôfago (esofagite de refluxo).

Com o tempo, esses desequilíbrios energéticos podem ocasionar hérnia de hiato, quando a musculatura do esfíncter inferior do Esôfago (cárdia) fica flácida e o Estômago sobe acima do diafragma.

Medicamento: An Jong San, Ping Wei San, Xiao Chai Hu Tang, Si Jun Zhi Tang, Xiang Sha Ping Wei San. Dosagem sob prescrição médica.

Dentro da fitoterapia brasileira tomar chás de espinheira-santa, boldo, dente-de-leão, carqueja, manjericão, hortelã, camomila, erva-doce.

Emocionalmente: sentimento de falta, de carência, preocupação de que falte dinheiro, comida. Situações de preocupação excessiva, falta de saída. Conflito de falta de amor, contrariedade familiar.

Rinite: irritação e inflamação da membrana mucosa no interior da cavidade nasal.

- **Alérgica:** invasão de frio-umidade na superfície, com sintomas de espirro, coriza, obstrução nasal, secreção clara ou amarelada.

  Medicamento: Ching Bi Tang – fórmula que dispersa o vento, alivia a superfície, elimina calor e toxina e secreção nasal; Shin Yi

San – fórmula que elimina vento-frio, sintomas de obstrução nasal, dor de cabeça, espirros, prurido; Xiao Quing Long Tang – fórmula que alivia a invasão de frio, com coriza, espirros. Dosagem sob prescrição médica.

- **Crônica:** com secreção purulenta.

Medicamento: Shin Yi Ching Fei Yin – fórmula muito efetiva para tratar calor retido no nariz e Pulmão. Dosagem sob prescrição médica.

Emocionalmente: representa conflito de separação, falta de afeto.

S

Sarampo: viral, invasão de vento-frio.

Medicamento: Ge Gen Tang. Dosagem sob prescrição médica.

Síndrome de Ménière: doença auditiva caracterizada por um início súbito e episódico de vertigem, perda auditiva, zumbido. Na Medicina Chinesa existe vento-interior, vindo da exacerbação de calor do Fígado, provocado pela deficiência de Yin.

Medicamento: Gou Ten San. Dosagem sob prescrição médica.

Emocionalmente: conflito de agressão auditiva, "não quero mais ouvir", "construo um muro e me escondo em meu interior". Necessita de silêncio.

Síndrome do pânico: ocasionada por acúmulo de calor na Vesícula Biliar com ou sem mucosidades. Calor retido no meridiano Shao Yang, da Vesícula Biliar que gera sintomas de ansiedade, opressão torácica, tremores, tontura, insônia, palpitações, zumbido, ondas de calor e calafrios. Vem de acúmulo de raiva, frustrações, repressões emocionais há um bom tempo. Existe uma ansiedade acumulada, intensa, forte. Esse transtorno de ansiedade com o tempo piora e leva à síndrome do pânico, onde o organismo sob forte estresse, acomete o Qi do Fígado e da Vesícula Biliar levando à ascensão do calor da Vesícula Biliar para o Coração. São desencadeados sintomas de luta e fuga, com forte desequilíbrio emocional, sensação de que está enlouquecendo ou de que vai morrer.

Medicamento: Chai Hu Long Gu Mu Li Tang, Suan Zao Ren Tang, Tian Wan Bu Xin Dan. Dosagem sob prescrição médica.

Emocionalmente: conflito de limitação, impotência, medo, incapacidade para afrontar algo, sente-se acuado, por isso o sistema nervoso simpático está alerta para tomar o controle (luta e fuga, descargas abruptas de adrenalina). Deve-se buscar o conflito de base, que gerou a ansiedade e o pânico.

Sinusite aguda e crônica: usar fórmulas que alivia frio de superfície e purifica calor-interior, com sintomas de congestão nasal, dor de cabeça, diminuição do olfato, coceira nos olhos e no nariz, secreção nasal, falta de apetite.

Medicamento: Ching Bi Tang – fórmula que dispersa vento e alivia a superfície, elimina calor e toxina. Shin Yi Ching Fei Yin – efetiva em sinusite crônica, purulenta, elimina calor do seios nasais e do Pulmão. Dosagem sob prescrição médica.

Emocionalmente: conflito de irritação com algo que faz mal, medo ou incapacidade de solucionar um problema.

Se for no seio maxilar: angústia por perder tempo e perigo. Se for no seio frontal: conflito com nossos pensamentos e com o futuro. Já se for no seio etmoidal: algo se sucede mal por conflito de desvalorização por uma injustiça ou por não sentir-se à altura. Conflito de medo por algo que pressinto muito íntimo e pessoal. Caso seja do lado direito: para obter algo (entrada). Se for do lado esquerdo: para desfazermos de algo (saída).

Síndrome de Raynaud: vasoespasmo que causa descoloração dos dedos das mãos e dos pés (brancos), redução do fluxo de sangue nestas extremidades, desencadeado em geral pelo frio. Causa dor, perda da sensibilidade dos dedos (parestesia), inchaço.

Na Medicina Chinesa é deficiência de Yang Qi e de sangue, que bloqueia os meridianos. É causada por frio-deficiente.

Medicamento: Dang Gui Si Ni Tang – aquece os meridianos e dispersa o frio. Dosagem sob prescrição médica.

Emocionalmente: conflito por sentir-se incapaz de fazer algo, conflito de desvalorização por não ser reconhecido pelo próprio clã.

Surdez: tanto o zumbido quanto a surdez podem aparecer por 24 horas ou durar mais tempo, podendo ser crônicos. Existem vários tipos de surdez (neurossensorial, central, por condução indevida do estímulo nervoso) e podem ser causados por lesões na cabeça, exposição a ruídos, drogas, estresse, fatores genéticos, acúmulo de cera. Pessoas que sofrem com essas patologias podem ser levadas a outros efeitos colaterais como depressão, fadiga, irritabilidade, insônia, problemas psicológicos. A longo prazo o problema pode se tornar mais grave. Na Medicina Chinesa, a surdez se divide em dois tipos:

- **Shi:** geralmente por conta da ascensão do Qi do Fígado e da Vesícula Biliar. Sintomas: surdez súbita, sensação de inchaço e peso na cabeça, obstrução nasal, sabor amargo na boca, língua com saburra pegajosa, dor no hipocôndrio.

- **Xu:** apresenta surdez ou zumbido intermitente, que se agrava com fadiga e melhora com a pressão no ouvido. A surdez neste caso tem piora progressiva e gradual. Acompanham sintomas de tontura, visão borrada, esgotamento e cansaço.

O tratamento é escolhido de acordo com a causa e pode ser: acupuntura, fitoterapia chinesa, diminuir o acúmulo de calor no Fígado e Vesícula Biliar ou tonificar o Yin do Fígado e do Rim.

Medicamento: Xiao Huo Luo Dan, Xiao Chai Hu Tang, Liu Wei Di Huang Wan, Jia Wei Xiao Yao San. Dosagem sob prescrição médica e conforme a causa.

Emocionalmente: diminuir a capacidade auditiva responde a uma necessidade de impedir ouvir algo que nos pode fazer muito mal, um dano. Conflito: "não quero ouvir".

No ouvido direito: "quero ouvir algo e não o ouço"; no ouvido esquerdo: "há algo que não quero ouvir".

T

Terçol: ver blefarite.

Medicamento: Fang Feng Tong Sheng San, medicação por boca. Colocar no local compressas de chá de arruda morno. Dosagem sob prescrição médica.

Tireoide: glândula que regula o metabolismo celular de todo o corpo, produz dois hormônios T3 e T4, tem forma de borboleta e se localiza na parte anterior do pescoço. São várias as patologias da tireoide, entre elas o hipotireoidismo (diminuição da função), hipertireoidismo (aumento da função), bócios nodulares, tireoidite de Hashimoto (autoimune).

- **Hipotireoidismo:** são várias as causas da diminuição da produção de T3 e T4 pela tireoide, entre elas destruição das suas células por anticorpos (tireoidite de hashimoto), problemas pós-parto, falta de ingestão de iodo, retirada de parte da tireoide, e questões emocionais. Sintomas: cansaço, memória fraca, queda de cabelo, unhas fracas, aumento de peso, sonolência, pele seca, crescimento lento nas crianças e adolescentes, irregularidade menstrual, tontura, fraqueza lombar e nos joelhos, inchaço, constipação, fraqueza muscular, colesterol alto, bradicardia, inchaço, depressão, irritabilidade, câimbras, perda da libido. Na Medicina Chinesa o hipotireoidismo é de natureza Yin e, em geral, ocorre por:
  - *Deficiência do Yang do Baço, deficiência do Yin do Rim, deficiência de Sangue (Xue) do Fígado:* É um desequilíbrio energético, assim, o tratamento é individualizado e prioriza os sintomas

e as causas de cada paciente. De modo geral, há perda de energia Yin no hipotireoidismo, perda de vitalidade e está relacionada ao Jing, ponto localizado entre os dois Rins, "Fogo do Portão da Vitalidade" ou "Ming Men", que traz a essência vital vinda dos nossos pais (Qi ancestral ou pré-celestial). Quando nos esgotamos no dia a dia, comendo mal, dormindo mal, respirando mal, trabalhando sem descanso adequado, consumimos o Qi ancestral e entramos em deficiência de Yin, estagnação de energia de outros órgãos, o que repercute em inatividade da função tireoidiana. O Coração é a sede da mente e das emoções, e coordena diretamente a tireoide, portanto, quando é afetado, os desequilíbrios emocionais afetam diretamente a função da tireoide.

Medicamentos no hipotireoidismo: tonificar o Yang do Rim e Baço, Jin Gui Shen Qi Wan + Bu Zhong Yi Qi Tang. Tonificar o sangue (Xue) principalmente em mulheres, Si Wu Tang. Dosagem sob prescrição médica, conforme o desequilíbrio.

Emocionalmente: no hipotireoidismo, conflito de grande impotência, de não poder falar, opinar, agir.

- **Hipertireoidismo:** em geral ocasionado pela deficiência de Yin com excesso de calor. Sintomas de agitação, rubor facial, palpitações, emagrecimento, gosto amargo na boca, aumento anormal do apetite, come e não engorda, boca seca, exoftalmia (olhos saltados), glândula tireoide aumentada, olhos congestionados com fotofobia, insônia e sono agitado, pesadelos, sudorese excessiva, irritabilidade.

  Medicamento: Liu Wei Di Huang Wan (nutre o Yin) + Long Dan Xie Gan Tang (purifica calor). Dosagem sob prescrição médica.

- *Deficiência de Yin e Qi, com hiperatividade do Yang do Fígado:* Os sintomas são os já descritos, somados de opressão no peito, mais agitação, falta de ar, ausência de força, zumbido no ouvido.

Medicamento: Liu Wei Di Huang Wan (nutre o Yin) + Si Jun Zhi Tang (supri o Qi do Baço) + Zhen Gan Xi Feng Tang (controla o Qi do Fígado). Dosagem sob prescrição médica.

- *Acúmulo de muco com estagnação do Qi:* os mesmos sintomas, mais sensação de bola na garganta, distensão abdominal, anorexia, sudorese excessiva.

 Medicamento: devem aliviar o Fígado e regular o fluxo de energia e tirar o muco: Chai Hu Shu Gan Tang + Ban Xia Hou Po Tang. Dosagem sob prescrição médica.

Emocionalmente: hipertireoidismo, que indica urgência, necessidade de que tudo seja rápido, ansiedade excessiva, tem que ser veloz para poder obter a sobrevivência.

Tontura: pode ser por deficiência do Yin do Coração/Fígado ou Rim ou por estase de Qi/sangue no Coração, no Fígado, ou ainda fogo no Coração e no Fígado.

Medicamento: Tian Ma Gou Ten Yin, Si Wu Tang, Ginkgo biloba, dependendo da desarmonia, pode-se acrescentar mais ervas. Dosagem sob prescrição médica.

Para mulheres que menstruam muito, inférteis, com tontura: Dang Gui Shao Yao San + Si Wu Tang. Dosagem sob prescrição médica.

Emocionalmente: conflito de escolha, indecisão, "devo mudar minha vida?". Perda do nosso espaço vital, "parece que não estou onde deveria estar", falta de referência de onde se apoiar, negar-se a ver a realidade que o circunda.

Torcicolo: dor com contratura muscular no pescoço, com câimbras, formigamento, adormecimento, distensão muscular. Na Medicina Chinesa há estagnação de Qi e de Xue (sangue), em geral por penetração de vento-frio.

Medicamento: Xiao Huo Luo Dan (retira umidade-frio e estagnação de sangue) + Rhizoma Corydalis (analgésico) e se houver penetração de vento-frio acrescentar Jiuan Bi Tang. Dosagem sob prescrição médica.

Emocionalmente: contrariedade, "uma parte de mim quer ir adiante e outra parte que retroceder". Torcicolo crônico, recidivante. Conflito por não poder fazer aquilo que realmente deseja.

Tosses: reflexo do organismo causado pela presença de algum corpo estranho nas vias respiratórias.

- **Alérgica:** desencadeada por rinite, por esforço físico, aparece em certas épocas do ano, e pode desencadear asma.

Medicamento: Xiao Qing Long Tang, Xin Yi San, Shen Mi Tang. Dosagem sob prescrição médica.

- **Com secreção branca escassa:** invasão de vento-frio, sintomas que pioram com o vento, aos esforços, prurido no trato respiratório, aversão ao vento, sudorese espontânea, dor de cabeça, asma.

Medicamento: Zhi Sou San. Dosagem sob prescrição médica.

- **Com secreção amarela, espessa:** ocorre de manhã, é intensa, sugere mucosidade calor, característica de bronquite crônica. Desarmonia do Pulmão.

Medicamento: Zhi Sou San, Ji Choan Tang. Dosagem sob prescrição médica.

Emocionalmente: conflito de território, conflito de separação. "Não tenho o direito de me expressar com força", conflito com a opinião das demais pessoas.

- **Tosse emocional:** causada por estagnação do Qi do Fígado que agride o Pulmão. Desencadeadas por emoções. Tosse seca, contínua, ansiedade, às vezes com falta de ar e asma, *globus hystericus* (desconforto na garganta, caroço na garganta, sensação de sufocamento e aperto).

Medicamento: Chai Hu Shu Gan Tang e se tiver *globus hystericus* associar Ban Xia Hou Po Tang. Dosagem sob prescrição médica.

Emocionalmente: a tosse nervosa pode significar "não tenho força para defender meu território, sinto-me invadido, não tenho direito de me expressar com força, coagido no meu próprio espaço".

- **Tosse rouca forte, ruidosa:** há calor no Pulmão, sintomas de expectoração amarela, espessa, pegajosa, falta de ar, febre, sudorese, acalorado, boca e garganta secas, sede intensa, opressão torácica.

Medicamento: Ma Xing Shi Gan Tang, para purificar calor do Pulmão. Com mucosidade, associar a San Ju Yin que ajuda a amenizar a tosse intensa.

- **Tosse seca:** invasão de secura exógena através da boca e via nasal levando a ressecamento dos líquidos orgânicos. Sintomas: tosse seca, rouca, dor de cabeça, coceira na garganta, língua e garganta ressecadas, congestão nasal, secreções escassa e difíceis, aversão ao frio, pode haver tosse com laivos de sangue, com ou sem asma.

Medicamento: Ching Tsau Jiou Fei Tang Mai Meng Dong Tang. Dosagem sob prescrição médica.

TPM (tensão pré-menstrual): os sintomas vêm da estagnação do Qi (energia) do Fígado, hiperatividade da energia Yang do Fígado, às vezes com mucosidade. A TPM é o reflexo do mês da mulher, se houve estresse emocional, alimentação errada, preocupação e falta de descanso, isso vai refletir no Fígado, gerando os seguintes sintomas:

- **Estagnação de Qi do Fígado:** mamas inchadas, distensão abdominal, humor flutua entre raiva e choro, depressão, enjoos, inchaço, constipação intestinal e em seguida solta o intestino, secreção vaginal.

Medicamento: Jia Wei Xiao Yao San (a erva da Imperatriz), Dang Gui Shao Yao San, Xiao Yao San.

- **Estagnação do Qi do Fígado com mucosidades:** todos os sintomas acima citados, mais opressão no tórax, (dor aguda em pontada no peito, sente-se como se tivesse algo empurrando o tórax), sensação de caroço na garganta, dificuldade para engolir, gosto pegajoso e saliva espessa na boca, obesidade, língua branco-amarelada.

Medicamento: escolher um dos acima citados + Ban Xia Hou Po Tang.

- **Hiperatividade do Yang do Fígado:** dor de cabeça em pontada nas têmporas e na fronte, dor nos olhos com irritabilidade, olhos vermelhos, tonturas, vista embaçada ou com pontos escuros que passeiam, zumbido.

  Medicamento: Dang Gui Shao Yao San + Xiao Yao San + Tian Ma Gou Ten Yin.

- **Estagnação do Qi do Fígado com mucosidade calor:** agitação, ansiedade, depressão, sono agitado com muitos sonhos, confusão mental, tonturas, face vermelha, olhos vermelhos, corrimento amarelo.

  Medicamento: Dang Gui Shao Yao San + Xiao Yao San + Wen Dan Tang.

- **Estagnação do Qi do Fígado que se acumula e se transforma em fogo do Fígado:** aqui o calor é intenso e os sintomas são mais fortes, como dor de cabeça em pontadas nos olhos e laterais e nas têmporas, sensação de calor, de fogo no corpo, às vezes febre, sangramento nasal, úlceras bucais, escarro com sangue e erupções cutâneas. Acne, agitação, insônia, inquietude, gritos, acessos de raiva, fezes ressecadas, urina escura e concentrada.

  Medicamentos: Xiao Yao San + Dang Gui Shao Yao San + Long Dan Xie Gan Tang. Com acnes e úlceras acrescentar Ching Shang Fang Feng Tang. Se as erupções de pele forem bem ativas acrescentar Huang Lian Jie Du Tang ou Fang Feng Tong Shen Wan.

  Todas as dosagem sob prescrição médica.

Emocionalmente: todos os desequilíbrios emocionais vindos do Fígado, como raiva, frustração, nervoso, indecisão estão presentes na TPM.

Transtorno obsessivo compulsivo (TOC): manias, compulsões, agitação, ansiedade excessiva, intranquilidade, impaciência, bipolaridade. Preocupação exagerada com doença, contaminação, limpeza, "se tudo não for perfeito, algo de ruim pode acontecer". Obsessão por ordem e simetria.

Na Medicina Chinesa não existe separação entre corpo, mente e espírito. No TOC está envolvido desarmonias dos cinco principais órgãos (Fígado, Pulmão, Coração, Rim e Baço) nos seus aspectos mentais e espirituais (ver capítulo sobre o emocional na Medicina Chinesa, que se inicia na página 136).

> "A ansiedade, a obsessão podem ser sintomas de desequilíbrio de qualquer um desses cinco órgãos, porém, mais marcadamente o distúrbio do Shen (espírito que se aloja no Coração). O Coração é o órgão que funciona como receptáculo das funções ativas da consciência, ele abriga ou expressa sentimentos, emoções, desejos mais profundos, imaginação, intelecto e memória dos eventos passados. Como um copo ou cálice, o Coração contém sangue e o Shen, que são seu conteúdo, seu vinho sagrado. Ou seja, ao se alojar no Coração, o Shen não está em um lugar fixo, mas circula como o sangue nos vasos. Ele está em todo o corpo, pois o sangue dos vasos irriga tudo, da pele aos olhos. O Shen é, portanto, uma atividade dinâmica que está na essência do Coração. Adquire e desenvolve a consciência interagindo com o mundo e com os próprios órgãos e o Shen está presente em cada um deles."
>
> (Campiglia, 2004).

Em geral há excesso de calor-fogo-umidade e mucosidade em um ou mais dos cinco órgãos, o que pode ocasionar o TOC.

Medicamento: Chai Hu Jia Long Gu Mu Li Tang, An Mian Pian, Suan Zao Ren Tang, Tian Wan Bu Xin Dan, Gan Mai Da Zao Tang. Serão escolhidas fórmulas pessoais conforme cada ser, baseada nos seus desequilíbrios. Dosagem sob prescrição médica.

Emocionalmente: conflitos de território, geralmente mais de um conflito envolvido, há sempre uma história familiar mal transmitida transgeracional. É comum ter muitas pessoas da mesma família com TOC. Insegurança, desânimo, tristeza podem aparecer concomitantemente. É recomendado psicoterapia e terapia de Constelação Familiar.

Túnel do carpo (síndrome): neuropatia resultante da compressão do nervo mediano no canal do carpo, estrutura anatômica que se localiza entre a mão e o antebraço. Por esse túnel rígido passam, além do nervo mediano, também tendões flexores. Provocada por lesão de esforço repetitivo (LER), traumas ou artrite reumatoide. Sintomas: dor, dormência, formigamento na mão e punho, parestesia, câimbras, dificuldade de executar tarefas pequenas como enfiar uma agulha, pregar um botão, segurar uma xícara. Na Medicina Chinesa existe estagnação de Qi e sangue em alguns meridianos e canais de energia, principalmente no canal Xin Bao Luo (CS) e de seu canal tendino muscular e alterações do canal do Coração (Xin).

- **Estagnação de Qi e Xue (sangue):** Xiao Huo Luo Dan + Shao Yao Gan Cao Tang + Rhizoma Corydalis. Se a dor for mais intensa e cortante podemos usar Shen Tong Ju Yi Tang + Rhizoma Corydalis. Dosagem sob prescrição médica.
- **Com frio e umidade:** dor intensa e fixa, unilateral, em peso, com edema. Usar Juan Bi Tang + Yi Yin Ren Tang + Rhizoma Corydalis. Dosagem sob prescrição médica.

Emocionalmente: negação do que tem em mente, negação de conflitos. "O que penso não realizo". Estar impedido de solucionar um problema, apesar de querer solucionar.

U

Urticária: estagnação de vento-calor na camada superficial do corpo. Medicamento: Fang Feng Tong Sheng San. Dosagem sob prescrição médica.

Emocionalmente: conflito de separação com perda de contato, com repulsa e irritação. Conflito de medo vivido de modo físico.

V

Visão: distúrbios de visão têm relação importante com o Qi do Fígado, muitas vezes com presença de calor e estagnação de sangue.

Medicamento para fotofobia, obscurecimento da visão, lacrimejamento causado pelo vento, ressecamento de conjuntiva, glaucoma, retinite, presbiopia (vista cansada), dores oculares, blefarite (inflamação das pálpebras), conjuntivite, neurite óptica: Qi Ju Di Huang Wan. Dosagem sob prescrição médica.

Para Catarata, hemorragia retiniana, retinite, glaucoma: Guei Fu Di Huang Wan. Dosagem sob prescrição médica.

Emocionalmente: problemas de visão pode ser um perigo que se acerca, mas a pessoa não quer ver, não aceita o que vê, "não quero ver além de mim", "vejo o que não quero ver", insegurança.

Vitiligo: é a diminuição ou a ausência de melanócitos, células que dão pigmentação à pele. As lesões têm perda na região central e pigmentação das bordas. As causas são genéticas, emocionais. Algumas correntes afirmam ser uma doença autoimune.

Na Medicina Chinesa: deficiência de Qi do Rim, estagnação do Qi do Fígado. Deficiência de sangue no Fígado. Deficiência de nutrição na pele.

Medicamento para tonificação do Qi do Rim: Qi Bao Mei Zan Dan. Para tonificação do sangue: Gui Pi Tang. Dosagem sob prescrição médica.

Outras ervas poderão ser usadas conforme a necessidade, sempre levando em consideração o exame do pulso e da língua que é o método diagnóstico pela Medicina Chinesa.

Evitar: exposição ao sol, roupas apertadas, má qualidade de vida, cansaço excessivo; diminuir o estresse, diminuir atritos sobre a pele.

Emocionalmente: conflito de separação brutal, "não existo para alguém", "quero ficar transparente", "quero passar desapercebido".

Vômitos: um alerta em resposta a alguma irregularidade gástrica.

- **Por excesso de calor no Estômago:** vindo do Fígado e da Vesícula Biliar os sintomas são: vômitos fortes, ácidos, ruidosos, com dor epigástrica, mau hálito, amargor.

  Medicamento: Qing Wei Tang, Xiang Sha Ping Wei San. Dosagem sob prescrição médica.

Emocionalmente: pode estar relacionado com raiva, ódio, ira, intolerância com situações ou pessoas.

- **Por intoxicação alimentar:** vômitos com distensão abdominal, dor, acidez, náuseas, arrotos, língua com saburra espessa.

  Medicamento: Xiang Sha Ping Wei San, pode associar algo para o Fígado também, como Shao Yao Gan Cao Tang. Dosagem sob prescrição médica.

Vulvovaginite: ver corrimento vaginal.

Z

Zumbido: sensação de ouvir sons no ouvido ou na cabeça quando não tem nenhum som externo.

- **Por excesso de calor no Fígado, até fogo no Fígado, vento com mucosidade:** pode estar relacionado a dietas com muita gordura, dietas frias, pesadas, muito açúcar, glúten, poucas verduras e legumes. Acumulam-se mucosidades, formação de calor no Fígado que caminha para Vesícula Biliar. O zumbido pode vir acompanhado de tonturas.

  Medicamento: Tian Ma Gou Ten Yin + Ginkgo biloba. Se houver amargor acrescentar Long Dan Xie Gan Tang. Dosagem sob prescrição médica.

Emocionalmente: pode ser nervoso, irritabilidade, fraqueza em tomar decisões.

- **Por deficiência de Qi e de sangue no Fígado:** esse tipo de zumbido está relacionado a déficit Yin do Fígado, atrelado a anemias por exemplo, devido à má alimentação ou perda de sangue crônicas, por menstruação abundante.

Medicamento: Gui Pi Tang. Dosagem sob prescrição médica.

Emocionalmente: pode estar relacionado a insegurança e indecisão.

- **Por deficiência de Rim:** talvez seja o zumbido mais frequente, em geral se manifesta depois dos 50 ou 60 anos de idade, por degaste do Qi do Rim ao longo dos anos.

Medicamento: Liu Wei Di Huang Wan, ou Zuo Gui Wan que também restabelece a essência vital do Rim e do sangue. Dosagem sob prescrição médica.

Emocionalmente: quando falamos em desgaste do Rim, pensamos em medos, mas também pode haver excesso de autoritarismo por muitos anos que levou a um desequilíbrio do Yang/Yin do Rim, gerando mais tarde zumbidos constantes. Nesse caso, o zumbido é crônico, causando insônia, irritabilidade, o sono não é reparador, o que acarreta mais cansaço e piora do zumbido. Enfim, fica um ciclo vicioso interminável e estressante.

Acalmar a mente com medicamentos naturais e fazer sessões de acupuntura é de grande benefício.

REFERÊNCIAS

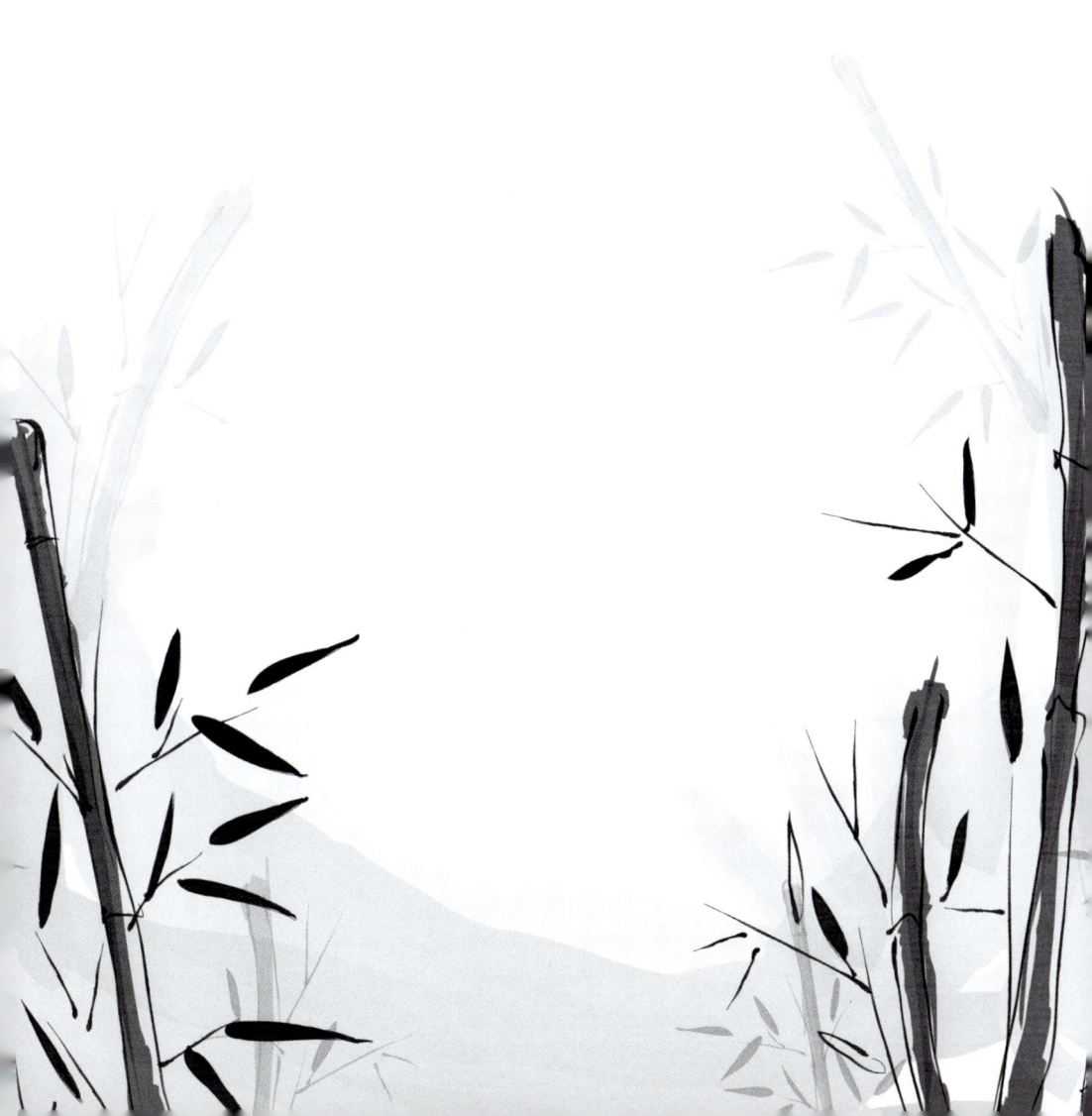

ANTUNES, R. C. *Os órgãos Zhang-Fu*. Rio de Janeiro: IARJ, 1986.

AUTEROCHE, P; NAVAILH, P. *Diagnóstico na Medicina Chinesa*. São Paulo: Andrei, 1992.

BERETA, Carlos; CYRINO, Hélio. *Biotipologia*. Campinas/São Paulo: Átomo, 2007.

BOTSARIS, Alexandros Spyros. *Fitoterapia chinesa e plantas brasileiras*. São Paulo: Ícone, 2002.

BRUNINI, Carlos Roberto Dias; SANTOS, Adauto Luiz dos. *Plantas medicinais* – raciocínio fitoclínico. São Paulo: Edição Independente, 2013.

CAMPIGLIA, Helena. *Domínio do Yin*. São Paulo: Ícone. 2016.

_____. *Psique e Medicina Tradicional Chinesa*. 2. ed. São Paulo: Roca, 2010.

CEFIMED. *Fitoterapia tradicional chinesa nas patologias*. Disponível em: <www.cefimed.com.br>. Acesso em: 21 dez. 2018.

CHENG, Lo Der. *Fórmulas magistrais chinesas*. São Paulo: Roca, 2008.

CHUNCAI, Zhou. *Clássico de Medicina Chinesa do Imperador Amarelo:* Tratado sobre saúde e vida longa. São Paulo: Roca, 1999.

CWIE, A. P. et al. *Concise chinese english & english chinese dictionary*. Beijing: Comercial & Oxford University, 1986.

FAIRBANK, John King; GOLDMAN, Merle. *China:* uma nova história. São Paulo: LPM, 2006.

FINTELMANN, Volker; WEISS, Rudolf Fritz. *Manual de fitoterapia*. 10. ed. Rio de Janeiro: Guanabara, 2010.

FRANCESCHINI FILHO, Sérgio. *Plantas terapêuticas*. São Paulo: Andrei, 2004.

HANSEL, Schulz. *Fitoterapia racional*. 4. ed. São Paulo: Manole, 2002.

INSTITUTO DE ACUPUNTURA DO RIO DE JANEIRO. *Bases da Medicina Tradicional Chinesa*. 2. ed. Rio de Janeiro, 1999.

JUNQUEIRA, Luiz C.; CARNEIRO, José. *Histologia básica*. 10. ed. São Paulo: Guanabara Koogan, 2004. p. 324-334.

MACIOCIA, Giovanni. *Os fundamentos da medicina chinesa*. São Paulo: Rocca, 1996.

MORITZ, Andreas. *Limpeza do Fígado e da Vesícula*. São Paulo: Madras, 2011.

PUJÓ, Joan Marc Villanova. *Dicionário de Bioemocional*. 2016. Disponível em: <www.biodespertar.com>. Acesso em: 24 jan. 2019.

ROSS, Jeremy. *Sistemas de órgãos e vísceras da Medicina Tradicional Chinesa*. São Paulo: Rocca, 1994.

VAN NGHI, N.; NGUYEN-RECOURS, C. *Medicine Tradionnelle Chinoise*. Marseille: NVN, 1984.

YAMAMURA, Ysao. *Alimentos:* aspectos energéticos. São Paulo: Triom, 2001.